JOUER AU BUREAU

Nick George

Chapitre 1

C'est un petit bureau. Minuscule vraiment, seulement trois personnes. Diana a été embauchée il y a quelques mois et elle avait commencé à remarquer qu'il y avait quelque chose d'assez étrange dans son nouvel emploi. Il y avait d'abord le fait qu'il n'y avait que son patron au bureau, et Juan, un trentenaire hispanique plutôt séduisant qui ne venait que quelques fois par semaine pour faire les travaux manuels nécessaires et s'occuper des ordinateurs. Il y avait aussi son salaire anormalement élevé. Oui, il faisait tout et le faisait bien, mais c'était quand même plus que ce qu'elle avait jamais vu faire par une personne de type bricoleur. Merde, c'était plus que la plupart des parajuristes au sommet de leur art.

Deuxièmement, elle n'avait aucune idée de ce que son bureau faisait réellement... juste qu'Andy (son patron) lui avait offert une somme d'argent exorbitante pour être sa secrétaire, et qu'il ne semblait jamais à court d'appels téléphoniques ou de clients. Son Rolodex contenait certains des plus grands noms de Washington DC, elle avait déjà eu l'expérience angoissante de parler au secrétaire d'État à la Maison Blanche. Il y avait aussi les femmes qui entraient et sortaient du bureau de son patron... quelques fois, elle avait trouvé des collants dans sa corbeille à papier (et elle n'y était restée qu'une semaine). Il n'y avait jamais eu de bruit venant de son bureau pendant qu'ils étaient là-bas, son bureau était toujours impeccable, et elle n'avait jamais vu d'autre preuve que le collant.

Sans oublier que toutes ces femmes étaient magnifiques, professionnelles et confiantes ... tout ce à quoi elle aspirait un jour (après avoir gravi les échelons d'une simple secrétaire dans un bureau de 3 personnes), mais il y avait toujours quelque chose à leur sujet après avoir quitté le bureau d'Andy. Une sorte de lueur sur leur visage... un rebond dans leur pas... quelque chose dans leurs yeux.

Elle développait également un énorme béguin pour son patron Andy. Il était incroyablement grand, 6'3" à 5'7" avec une peau noire foncée, de magnifiques yeux noisette profonds (qui savaient d'où ils auraient pu tirer leur plâtre verdâtre), des cheveux courts et de larges épaules effilées. Il avait au moins 35 ans et elle n'avait jamais eu de penchant pour les hommes plus âgés, n'ayant que 24 ans, mais quelque chose en lui était si charismatique. Quand il était dans la pièce, elle ne pouvait pas regarder ailleurs. Même sous ses costumes de créateurs, elle pouvait sentir la puissance pure de son corps. Elle ne pensait rien de désobligeant envers les femmes qui entraient et sortaient de son bureau... elles ne revenaient plus jamais, et leurs noms n'apparaissaient plus jamais dans son calendrier... mais elle commençait à se demander ce que ce serait aime être l'un d'entre eux. Au lieu de là où elle était... assise à son bureau en acajou probablement hors de prix avec son ordinateur de bureau et son téléphone, saluant Andy tous les matins et Juan trois fois par semaine... et se demandant toujours...

Après environ trois mois de travail au bureau, elle a pris un week-end pour faire du shopping pour une nouvelle garde-robe de travail. Il ne lui est pas venu à l'esprit que quelqu'un pourrait s'interroger sur le fait que toutes les jupes qu'elle achetait étaient environ deux ou trois pouces plus hautes que celles qu'elle portait auparavant. Ou que certains des chemisiers étaient la prochaine chose à faire... et les magnifiques ensembles string et soutien-gorge qu'elle a achetés chez Victoria Secret n'avaient rien à voir avec ses tenues de travail. C'était uniquement pour son plaisir. Des sous-vêtements coûteux la rendaient sexy et confiante, et c'était juste que maintenant elle avait l'argent pour s'offrir plus - beaucoup plus - qu'elle n'avait jamais pu le faire auparavant.

Diane ravie des regards qu'elle a vu Juan lui donner sous ses cils quand il est arrivé cette semaine-là... elle savait que ses longues jambes minces étaient fantastiques dans ses nouvelles jupes d'affaires - plus serrées et plus courtes que celles qu'elle portait la semaine avant de. Juan était mignon, peut-être 30 ans, les cheveux courts ondulés et les yeux marron foncé. Son doux accent espagnol n'était pas particulièrement exotique, mais il était toujours sexy et intrigant. Elle considérait son estime comme un très grand compliment... malgré ses longues jambes et sa silhouette sinueuse, elle n'avait jamais été très confiante dans son image corporelle. Ses yeux noisette avec leurs taches de couleur, rehaussés par les reflets ambrés de ses boucles brunes, bien plus saisissants, tant son approbation subtile était chaleur et soutien à son ego.

Elle souhaitait juste qu'Andy l'ait remarqué.

Il n'avait pas dit un mot. Pas même tremblé ou cligné d'un œil. Toute la semaine, elle a été déçue car il venait d'entrer comme d'habitude, avait donné sa basse profonde "Bonjour" et était entré dans son bureau. Quelques fois, il l'avait appelée pour lui demander de faire un peu de classement, et si elle voulait commander un déjeuner au restaurant chinois qu'il appelait, mais rien sur son nouveau look.

Le vendredi, la déception diminuait rapidement et elle commençait à être frustrée. Ce week-end-là, elle est ressortie, déterminée à trouver quelque chose d'incroyable pour étourdir Andy. Juan avait donné un signe de tête masculin à chaque tenue dans laquelle il l'avait vue... et il n'était même pas là tous les jours ! Avec ses nouveaux revenus, elle pourrait certainement se permettre une seule tenue de plus.

Elle l'a trouvé aussi. Lundi matin, Diane s'est modelée nerveusement devant son miroir. Le rouge foncé du costume faisait briller sa peau légèrement bronzée, et ses lèvres semblaient boudeuses et définies avec le rouge à lèvres qui était de la même couleur que son costume. Elle l'avait choisi spécial, il était censé rester allumé toute la journée et ne pas déteindre sur quoi que ce soit, et c'était le genre de rouge foncé qu'elle avait toujours associé aux stars de cinéma et à Hollywood. Ses chaussures assorties étaient des talons aiguilles de 2 ½ pouces, beaucoup plus dramatiques que ses chaussures plates normales pour les affaires. Elle aimait la façon dont ils modifiaient subtilement sa posture et sa position, même si marcher dedans la rendait toujours un peu nerveuse. Ils faisaient osciller ses hanches de manière séduisante quand elle marchait - et ses hanches avaient l'air bien avec la jupe qui les étreignait si élégamment.

Ajustant nerveusement la veste sur ses seins, elle regarda sa poitrine. Son chemisier était beaucoup plus transparent que ceux qu'elle avait achetés auparavant. Un cheveu en moins et ce serait complètement transparent... bien qu'il dessine très bien son nouveau soutien-gorge. Demi-bonnet, pour que le haut de ses seins 34D très guilleret soit clairement visible. Les courbes n'avaient jamais été un problème pour elle. Résolument, elle redressa les épaules, déboutonna son chemisier d'un bouton de plus pour que son décolleté soit bien visible... et rajusta sa veste sur sa poitrine pour l'aider à ne pas s'énerver.

Entrant dans le bureau, elle croisa Juan - qui avait l'air ce lundi, il allait encore faire des courses pour Andy. Il lui a donné une fois de plus et un sifflement bas, apportant une bouffée de chaleur à ses joues. Tenant sa tête un peu plus haute et mettant un peu plus d'élan dans ses hanches, elle flânait carrément, se sentant aussi belle et sexy que les femmes qui entraient et sortaient du bureau d'Andy. De toutes les réactions qu'elle avait eues de Juan, celle-ci était la plus flagrante. Il était hors de question qu'Andy ne la remarque pas maintenant.

Mais il ne l'a pas fait.

Ou du moins il n'a rien dit quand il est entré et a fait son bonjour habituel. Malgré le fait qu'elle était debout quand il entra, posant à la fenêtre, faisant semblant d'être absorbée par l'ouverture des stores… comment avait-il pu la manquer ? Une de ses jambes était pliée de manière séduisante, et elle savait que la transparence de son chemisier serait apparente parce que sa veste montait haut alors qu'elle se penchait au-dessus de sa tête... et comment pouvait-il manquer la façon dont sa jupe étreignait ses hanches et cul pendant qu'elle se penchait en avant ?! Mais il y est allé, tenant sa mallette, dans son costume parfait sexy, avec sa voix profonde sexy, dans son bureau parfait et immaculé.

Merde. Elle voulait juste un regard de ses yeux, une reconnaissance qu'elle avait l'air sexy. Écrasée, elle réajusta sa jupe et sa veste, boutonna le bouton de son chemisier et reboutonna également les boutons sur le devant de sa veste, se demandant pourquoi elle avait jamais pensé qu'elle avait l'air bien. Secouant la tête et prétendant que ses yeux ne faisaient que pleurer parce que le soleil avait été si fort en entrant par la fenêtre, elle alla s'asseoir à son bureau, se remettant au travail. Peut-être qu'elle ne pouvait pas être belle, mais elle pouvait au moins être bonne dans son travail. Elle n'aurait pas dû s'attendre à ce que de nouveaux vêtements fassent d'elle une nouvelle personne.

Environ 30 minutes avant l'heure du déjeuner, Andy l'a appelée dans son bureau - probablement pour savoir si elle voulait du chinois, a-t-elle pensé. Sans aucun des balancements qui avaient été présentés dans ses performances tôt le matin , elle trottina dans son bureau. Alors qu'elle entrait dans la pièce, elle fut surprise de trouver Andy debout à côté de son bureau au téléphone, il venait juste de raccrocher quand elle entrait. M'ignorant toujours, pensa-t-elle avec irritation. Puis il se tourna et la regarda droit dans les yeux.

Diane s'arrêta net, son souffle coincé dans sa gorge. Le regard sur son visage était intensément concentré, presque en colère, mais complètement sous contrôle et l'avait complètement paralysée. Elle se sentait comme une proie, prise dans les yeux d'un prédateur, effrayée de bouger ou de peur qu'il lui saute dessus. Andy s'avança vers elle et elle eut l'envie immédiate de reculer, mais délibérément et obstinément tint bon. Il la regarda de haut en bas, de la même manière que Juan l'avait fait plus tôt, mais son regard contenait une sorte de mépris ainsi qu'une sorte d'interrogation. Cela apporta une autre sorte de chaleur sur son visage - une bouffée d'embarras plutôt que de plaisir, et aussi une bouffée de tension sensuelle à cause de lui qui l'examinait de si près. Ne pouvant plus croiser son regard, ses yeux se sont baissés et ont balayé le sol. Elle se contracta alors qu'il se déplaçait à nouveau, autour d'elle et fermant la porte lourdement… puis elle entendit le claquement de la serrure.

Quoi?! Le mot mourut sur sa langue alors qu'elle se retournait pour lui faire face et rencontrait à nouveau son regard. La concentration était de retour dans ses yeux, et alors qu'il la regardait, le vague regard interrogateur sur son visage se transforma en quelque chose ressemblant à un homme à qui on avait donné une réponse. Elle recula, lentement d'abord puis plus rapidement, alors qu'il se dirigeait vers elle jusqu'à ce qu'elle se heurte à son bureau. Le rythme de ses pas n'a jamais changé. Cherchant à s'échapper, ses yeux quittèrent son visage et balayèrent la pièce. Alors qu'il s'arrêtait devant elle, à moins de 15 cm, elle ferma les yeux, se concentrant sur elle-même. Sa poitrine se soulevait, ses poumons étaient en feu... l'adrénaline se précipitait dans son corps, lui donnant l'impression qu'elle débordait d'énergie. C'était comme si son cœur était un papillon paniqué flottant dans sa poitrine.

"Diane."

Elle ne pouvait pas le regarder, elle ne pouvait tout simplement pas. Rouvrant les yeux, elle fixa le sol. A leurs pieds.

"Oui Monsieur?" Sa voix semblait tout à fait normale mais elle savait qu'elle ne l'était pas. Elle était un oiseau, piégé par un chat, dès qu'elle le pouvait, elle volait frénétiquement vers la liberté. Elle ferma à nouveau les yeux.

"C'est... c'est une tenue intéressante." Oh mon Dieu. Son doigt touchait le col de sa veste. Sa tête s'est envolée, ses yeux se croisant avec les siens... Et l'oiseau a été attrapé. C'était comme si ses yeux pénétraient chaque caprice, chaque pensée, chaque brin de fantaisie qui était dans sa tête depuis les derniers mois. Elle ne pouvait pas respirer. Et elle ne pouvait pas le supporter. Sursautant de son toucher, l'arrière de ses cuisses heurta son bureau et elle dut rejeter ses mains en arrière pour ne pas perdre complètement l'équilibre.

Il a souri. Des dents blanches brillaient fortement alors qu'elle le regardait fixement, son cœur dans sa gorge. Elle pouvait sentir ses mamelons se serrer rien qu'au regard sombre et sensuel qu'il lui lançait.

"Une tenue très intéressante." Le doigt retourna à sa veste et caressa le col et le long du côté droit du devant de la veste, et remonta encore et sur son chemisier... par-dessus la houle de son regard à travers le devant de sa chemise. Il y avait des larmes dans ses yeux, provoquées par la tension et l'anxiété.

"Que faites-vous?" sa voix n'était plus normale, elle n'était même pas sous contrôle. C'était tremblant et râpeux, elle avait forcé les mots dans sa gorge trop serrée.

"Que voulez-vous que je fasse?" il a répliqué. La question envoya de la chaleur dans son corps alors que des images torrides lui traversaient l'esprit.

"Je veux savoir ce que vous faites avec les femmes ici."

Il rit, profond et riche.

« Voulez-vous que je vous le dise ou voulez-vous que je vous montre ?

"Montre moi." La supplication murmurée était sortie de ses lèvres avant qu'elle ne puisse l'arrêter. Ses doigts caressèrent légèrement le haut de sa poitrine, puis il tira le côté droit de sa veste vers l'arrière et passa ses doigts sur la houle pleine révélée par le demi-bonnet de son soutien-gorge.

Quelque chose sur son visage se crispa et il fronça les sourcils de mécontentement. Diane tremblait à l'intérieur, se demandant quelle partie de son corps lui déplaisait.

"Ce n'est pas une tenue professionnelle, Diane." Il n'y avait aucun signe de sourire sur son visage, mais elle pouvait presque en entendre un dans sa voix richement sarcastique. Elle haleta devant son changement soudain d'humeur, la sombre tempête de colère au fond de ses yeux.

Soudain, rapidement, il la fit pivoter et la força à se coucher sur le bureau, ses bras tirés derrière son dos toujours emmêlés dans la veste. Elle haleta alors que ses seins étaient plaqués contre le bois dur du bureau, puis sa main vint s'écraser sur ses fesses et elle cria et essaya de donner des coups de pied.

"Les secrétaires qui s'habillent comme des salopes ne demandent qu'à être punies."

Un rire profond puis une pression, elle haleta à nouveau alors qu'il se pressait contre elle par derrière, penchant son corps sur le sien. Entre ses fesses, elle pouvait sentir sa bite dure se nicher. Alors qu'il sortait un bâillon-balle de sa poche et le fourrait dans sa bouche frénétique ouverte, des miaulements aigus étaient tout ce qui lui échappait alors qu'il l'attachait autour de sa tête. Ce n'était pas quelque chose comme elle s'y attendait, mais elle ne voulait pas non plus qu'il s'arrête. Puis il tira quelques longueurs de corde d'une autre poche et les posa à côté de sa tête.

Diane avait toujours eu des fantasmes quand elle était petite d'être kidnappée et ligotée par des pirates, faite prisonnière. Une princesse capturée par un duc maléfique… ou un magnifique paysan emmené dans le harem d'un sultan. C'était l'équivalent moderne du prisonnier impuissant qu'elle avait toujours joué dans ses rêves. Elle n'avait jamais été aussi excitée de sa vie.

La première corde a été solidement enroulée autour de ses poignets, en forme de huit, puis ses bras ont été forcés et ses poignets attachés à ses bras. Avant même qu'elle ne puisse penser à une défense rapide, il avait sa jambe droite tendue et l'attachait à la jambe droite de son bureau. Une partie d'elle pensait qu'elle devrait se débattre, que ce n'était pas comme ça qu'une femme bien élevée agissait, qu'elle ne devrait pas simplement le laisser lui faire ça... mais n'était-ce pas l'intérêt de s'habiller de façon séduisante pour attirer son attention ? Eh bien, elle l'avait certainement fait.

La jambe gauche... et maintenant les jambes de Diane étaient écartées au maximum. Il y avait une légère tension dans les muscles de ses cuisses et sa jupe était remontée jusqu'à sa taille. Un rire derrière elle amena une autre bouffée de chaleur sur son visage,

"Bien, bien, bien. Et même sous les vêtements, nous devons habiller le rôle d'une salope."

Andy a observé, glissant un doigt sous le dos de son string blanc en dentelle, puis le faisant claquer. Frissonnant, elle voulait dire quelque chose d'explicatif mais elle ne pouvait pas à cause du bâillon. Puis sa main vint s'écraser sur son cul. Des larmes coulèrent de ses yeux et elle cria. Plus de rire.

"Je pense que c'est la meilleure position dans laquelle je vous ai jamais vu, même si la pose que vous faisiez devant la fenêtre ce matin était également très agréable". Des tremblements la parcouraient alors que ses doigts traçaient légèrement ses fesses exposées - pourquoi n'aurait-elle pas pu avoir plus de bon sens et porter des collants aujourd'hui au lieu de bas ? - puis il se promena devant elle et s'assit sur sa chaise pour étudier son visage. La honte et l'embarras l'envahirent alors qu'il étudiait attentivement son visage. Des supplications remplirent ses yeux, et il passa ses doigts sous son menton et lui tira le visage vers le haut.

"Allez-vous être une bonne fille?" Il a demandé. Dieu qu'elle voulait être bonne pour lui. Elle était si chaude et mouillée… et complètement embarrassée par son inspection minutieuse de son visage et de son visage alors qu'elle était attachée à son bureau. Un éclair blanc sur son visage sombre, un sourire d'une magnificence bienveillante, et il se leva et dégrafa son pantalon. Les yeux écarquillés, il n'y avait pas d'autre choix que de le regarder sortir sa bite de son boxer. Même flasque, il était évident qu'il allait être plus gros que tout ce qu'elle avait jamais vu auparavant, à la fois plus long et plus épais, et cela n'était pas aidé par le fait que tous ses poils pubiens étaient rasés. Non pas qu'elle ait vu autant de bites auparavant et elles avaient toutes leurs poils pubiens, trois de ses ex-petits amis, mais elles étaient toutes beaucoup plus petites quand elles n'étaient pas dures. Elle se demanda à quoi ressemblerait le sien dur, même si elle avait le sentiment distinct qu'elle ne resterait pas longtemps dans cette interrogation.

Alors qu'elle ouvrait les lèvres pour parler, il posa un seul doigt devant sa bouche et la regarda, comme un dieu menaçant du sexe.

"Voulez-vous toujours savoir ce que je fais avec les femmes ici?" Il a demandé.

Diane hocha la tête, un appel muet dans les yeux. Elle était déjà dans cette profondeur et elle en avait besoin... la chaleur humide entre ses jambes l'exigeait.

"Alors sois une très bonne fille et ouvre grand."

Elle hésita puis sa bouche s'ouvrit docilement. Dès que sa bite est entrée dans sa bouche douce et invitante, elle a commencé à grossir, en quelques minutes, elle était beaucoup plus grosse. Encore des rires à la vue de son visage.

"C'est 10 pouces cher, et vous allez devoir faire beaucoup mieux que ça pour tout mettre dedans." Tout?? panique. Il n'y avait aucun moyen que tout cela rentre dans sa bouche, elle avait à peine réussi à faire entrer son dernier petit ami lorsqu'il avait demandé et il n'avait que 7 pouces au plus. appuyant de plus en plus profondément contre ses amygdales, lui coupant le souffle.

"Ne pense même pas à mordre." Une gifle d'avertissement fut administrée à son cul, pas aussi fort qu'il l'avait fessée auparavant, et la douleur rapide la traversa dans une ruée brutale de chaleur agréable. Oh mon dieu… elle voulait qu'il recommence.

La longueur de lui dans sa bouche devint plus facile quand elle réalisa qu'il lui laissait assez de temps pour respirer par le nez chaque fois qu'il reculait, et elle commença à se détendre et à s'y plonger davantage. Un léger gémissement de sa part alors qu'il glissait de plus en plus sa bite dans sa gorge. Diane était rouge de plaisir, et de chaleur, elle le faisait. Elle lui plaisait, et elle était impuissante et vulnérable et totalement hors de contrôle. C'était mieux que tous les fantasmes qu'elle avait jamais imaginés. Si seulement elle pouvait se frotter les jambes, pour soulager la sensation douloureuse entre ses jambes. Le jus de sa chatte coulait partout sur le string blanc et elle ne pouvait même pas se toucher.

Presque comme s'il avait senti sa pensée, Andy commença à se pencher en avant, se poussant encore plus loin dans sa bouche, et lui donnant également l'opportunité de commencer à passer légèrement ses doigts sur ses fesses et le haut de ses cuisses. Chaque partie d'elle tremblait, et sa bouche s'ouvrit encore plus alors qu'elle gémissait autour de sa bite - le faisant frissonner un peu aussi alors que les vibrations envoyaient des sensations agréables de haut en bas de son membre. Il a poussé un peu plus fort dans et hors de sa bouche, un peu plus brutalement, et a commencé à traiter ses fesses plus brutalement aussi. Des doigts pincèrent ses fesses et s'enfoncèrent entre ses joues, laissant des empreintes rouges dans leur sillage. Son cul bougeait au rythme de ses poussées, souhaitant qu'il fasse attention à sa chatte douloureuse. Maintenant que le string était retiré de son corps, elle pouvait sentir son jus commencer à couler le long de ses cuisses, et la honte qu'elle ressentait d'être excitée dans une telle situation ne faisait que l'exciter encore plus.

Elle s'étonna du spectacle qu'elle fit. Une douce et charmante jeune fille de 24 ans, vêtue de vêtements de travail salope, et maintenant attachée sur un bureau avec sa jupe autour de la taille, l'énorme bite noire de son patron dans sa bouche parfaitement collée aux lèvres, les cheveux échappés à tout semblant d'ordre et ses grandes mains creusant dans son cul. Puis toute pensée a cessé, car un doigt commençait à tracer de haut en bas à l'intérieur de son string le long des lèvres de sa chatte. Les girations de son cul devinrent plus rapides, alors qu'elle essayait désespérément de le faire appuyer plus fort, pour entrer en elle. Puis, ses doigts maintenant mouillés de son jus, il en déplaça quelques-uns jusqu'à son trou du cul alors que son autre main tirait plus fort sur ses fesses. Elle s'est figée. La seule fois où elle avait laissé un petit ami s'approcher de son cul, elle avait paniqué avant même qu'il ait réussi à y mettre tout son doigt. C'était inconfortable, douloureux et sale. L'essayer avait été une concession pour son anniversaire, et celle-ci n'avait pas fonctionné. Maintenant, il n'y avait plus moyen de l'arrêter.

Les doigts jouaient autour de l'extérieur de son trou du cul, et elle priait pour qu'Andy n'aille pas plus loin. Soudain, toute sa concentration fut absorbée par les poussées très brutales de sa bite dans sa bouche, très rapides et très profondes. Puis deux de ses doigts ont rapidement plongé dans sa chatte, et un autre dans son cul la faisant hurler autour de sa bite, en même temps il a poussé son corps en avant et l'a tenu. Le sperme jaillit de la pointe, directement dans sa gorge - il n'y avait pas le choix, elle devait avaler comme jet après jet jaillissant.

Enfin, ce fut fini, il retira ses doigts de son cul et de sa chatte, se redressa et la regarda. Comme une bonne salope, sa bouche tenait toujours sa bite. Il caressa les mèches capricieuses qui étaient sorties de ses cheveux à l'arrière de son visage, presque tendrement, et retira sa bite de sa bouche. Un petit miaulement lui échappa lorsqu'il partit, puis elle se tut immédiatement à nouveau, se contentant de le regarder. En attendant le prochain déménagement.

Andy a ramené sa chaise vers le bureau, sa braguette toujours ouverte avec sa bite reposant doucement sur ses couilles, et s'est assis avec ses mains jointes devant lui.

"Eh bien. Je crois que c'est ce que tu voulais?" Il lui sourit. Silence alors que la chaleur montait sur son visage, plutôt que de répondre, elle le fixa juste jusqu'à ce qu'il recommence à rire

Un autre moment et elle s'est cassée,

"S'il vous plaît." Un murmure. Les sourcils levés étaient toute la réponse qu'elle a obtenue, alors elle s'est éclaircie la gorge endolorie et battue, "S'il vous plaît... je dois venir."

Toute fierté avait disparu avec ce plaidoyer. Mais elle avait besoin de jouir. À travers tout, même maintenant, sa chatte était humide, et elle faisait mal maintenant avec le besoin de jouir. Comme elle ne pouvait pas l'atteindre, elle a dû demander. À mendier. Et elle demanderait plus si besoin était. Son string était trempé, elle avait mal à la bouche et à la gorge, des seins écrasés avec des mamelons durs poussant contre son bureau, et son goût sur sa langue. Elle n'avait jamais eu autant besoin de jouir de sa vie, alors elle a presque pleuré quand il a recommencé à rire et a secoué la tête.

"Non, non ma chérie. Pas encore. Pas aujourd'hui. Pas de ma part du moins." Cet horrible sourire. Elle pourrait apprendre à mépriser ce sourire. "Tu vas rentrer à la maison, prendre l'après-midi. Assure-toi d'être à l'heure demain cependant." Un autre regard sur son corps immobilisé, "Porte encore quelque chose comme ça."

Il se leva et la détacha, et alors qu'elle essayait de se redresser, il était déjà de retour à son bureau et travaillait. Quelques instants debout devant le bureau, le fixant, et elle se tourna finalement pour partir. Juste avant de fermer la porte, elle se retourna. Il ne la regardait pas alors elle se tourna et partit, fermant la porte derrière elle.

Debout sur des jambes chancelantes, elle regarda son bureau, qui ne l'attirait pas du tout. Reviendrait-elle demain ? Cela voudrait-il dire qu'elle était folle si elle le faisait ? Sa main remonta jusqu'à sa poitrine, frottant le mamelon douloureusement dur. Puis elle courba les épaules, regardant autour d'elle d'une manière extravagante mais bien sûr personne n'était là. Se précipitant vers son bureau, elle attrapa son sac à main et quitta le bureau.

Quand elle est rentrée chez elle, elle s'est masturbée jusqu'à l'orgasme. Quatre fois de suite. Cette nuit-là, elle a dû se masturber une fois de plus avant de pouvoir s'endormir… mais cela n'a pas arrêté le besoin entre ses jambes. Juste un peu atténué, mais sans l'excitation brute et l'épanouissement total qu'elle désirait désespérément.

Chapitre 2

Étonnamment, pour Diane du moins, le reste de la semaine au travail se passa à peu près comme d'habitude. Les nouvelles tenues qu'elle avait achetées étaient les seules qu'elle portait, Juan la vérifiait tous les jours qu'elle était là, et pour la plupart, Andy l'ignorait.

Le premier jour, cela l'a presque mise en colère et à l'heure du déjeuner, elle avait un air renfrogné permanent. Andy l'a invitée dans son bureau et son cœur s'est soulevé, mais quand tout ce qu'il a fait a été de lui demander si elle voulait du chinois pour le déjeuner, son humeur a de nouveau chuté. Cet après-midi-là, alors qu'elle était à la photocopieuse, il s'est approché derrière elle et a mis une main au centre de son dos, la maintenant en place alors qu'il lui appliquait cinq coups secs sur les fesses. Diane cria, ses hanches reculant de besoin... même la punition fit du bien à son corps trop impatient.

"Plus de moue," dit-il sévèrement dans son oreille, sa main caressant son cul. Elle gémit, repoussant pour plus, mais il la laissa debout sur ses jambes tremblantes. Mais elle ne bouda plus après ça, parce qu'elle savait que même s'il avait l'air de l'ignorer, ce n'était pas le cas.

Toute la semaine était comme ça. Quelques fois de plus, il est venu derrière elle pendant qu'elle était à la photocopieuse et a poussé son aine dans son cul, la laissant se frotter contre le renflement dur qui était là avant qu'il ne reparte. Une fois, il l'avait appelée dans son bureau et restait assis là à la regarder pendant quelques minutes avant de la renvoyer à nouveau (au moment où il l'avait laissée partir, elle était rouge vif et se demandait désespérément ce qui allait se passer). Une autre fois, il se tenait derrière elle alors qu'elle tapait un e-mail, ses mains sur ses épaules. Avant de partir, il effleura l'un de ses seins avec sa paume et son mamelon durcit immédiatement, la laissant haletante de besoin.

Mais pour sa chatte douloureuse, il n'y avait rien. La plus grande différence était qu'elle passait toutes ses nuits à se masturber avant d'aller au lit, et son niveau de tension sexuelle était le plus élevé qu'il n'ait jamais été. Quelques fois, elle était même allée aux toilettes pendant sa pause déjeuner pour descendre parce qu'elle ne pouvait pas attendre d'être rentrée à la maison. Aucun de ses orgasmes ne lui apporta le soulagement qu'elle recherchait. Bien qu'adaptée à se faire plaisir, ses propres orgasmes n'étaient presque jamais aussi bons qu'avec un partenaire - et par rapport au haut niveau de plaisir qui aurait été possible ce jour-là sur le bureau, elle se sentait terriblement inadéquate. La simple présence d' Andy dans la pièce avec elle la mouillait, elle était toujours contente quand il était emmuré en toute sécurité dans son bureau quand la porte était fermée. Plus de travail a été fait.

La semaine suivante, elle commençait à avoir l'impression que peut-être sa performance de la semaine précédente avait été décevante pour lui et qu'elle ne trouverait jamais sa satisfaction. Peu connu d'elle, Andy appréciait bien les tourments qu'il lui faisait subir. Il avait toujours eu des caméras de sécurité partout dans le bureau, et regarder Diane se frotter les jambes sous ses jupes jusqu'à ce qu'elle soit suffisamment désespérée pour aller aux toilettes pour soulager sa tension était séduisant, ses performances réelles dans la salle de bains étaient envoûtantes, et il n'était pas encore prête à céder à son besoin. Bientôt cependant, très bientôt. Pourtant, aucune raison de se priver totalement en la dansant sur une corde.

Diane était anxieuse lorsqu'elle a été convoquée dans son bureau encore une fois ce jeudi. Debout devant son bureau pendant qu'il l'examinait, elle se demanda si cela allait être une répétition de la dernière fois où elle serait renvoyée sans qu'aucun d'eux ne dise un mot. Cela signifierait un autre voyage aux toilettes pour elle, qui savait ce que cela signifiait pour lui. Finalement, il fit claquer ses doigts et désigna une place à côté de sa chaise. Immédiatement, elle a déménagé. Une fois en position, il l'examina à nouveau, atrocement lentement. Le simple fait d'être si près de lui faisait que sa chatte commençait à fuir, et des images de la semaine dernière lui traversaient l'esprit.

"Enlève ta veste."

Cette voix profonde incroyablement sexy brisant le silence. Des doigts se posèrent sur les boutons, les défont et se débarrassèrent du vêtement offensant. Debout seulement dans un chemisier blanc transparent avec son soutien-gorge rouge clairement visible à travers, elle pouvait sentir ses mamelons durcir alors que son regard ratissait sa poitrine. Des dents d'un blanc éclatant... un si beau sourire pensa-t-elle.

"La chemise."

Frissons, légère hésitation… la semaine dernière avait été plus facile quand il avait tout fait pour elle. Mais si c'était ce qu'elle devait faire pour obtenir son orgasme, elle le ferait. Se déshabiller, supplier, implorer, tout ce qu'il voulait, s'il remplissait seulement sa chatte avec la belle bite qui lui avait rempli la bouche et la gorge. Tremblant d'anticipation, elle enleva la chemise. Des mamelons durs sortaient clairement de ses seins, implorant de l'attention... il leva la main et les frotta doucement chacun, les faisant ressortir encore plus tandis que Diane cambrait sa poitrine en avant et haletait pour respirer.

"Le soutien-gorge."

Et c'était parti. De fiers 34D, guillerets même sans leur soutien, surmontés de tétons de cerise plissés ont été révélés. Maintenant, Andy leva ses deux mains, les glissant le long de sa taille fine et se courbant pour prendre en coupe le dessous de ses seins. Le souffle venait de façon irrégulière alors qu'il les écrasait brutalement dans ses paumes. Des minutes ont été passées à rouler les globes lourds entre ses mains, caressant des cercles légers vers l'intérieur mais ne touchant jamais vraiment ses mamelons. Il a saisi ses mamelons, poussant durement sur ses seins entiers et serrant fort, les écrasant ensemble.

Diane était en chaleur, ses jambes vacillantes alors qu'il massacrait sa poitrine, la délicieuse douleur se dirigeant directement vers sa chatte et elle était sûre qu'elle était en train de tremper son string. Finalement, il attrapa ses seins dans chaque main et la tira vers l'avant et vers le bas jusqu'à ce qu'elle soit à cheval sur ses genoux. Puis, les yeux au niveau des siens et les fixant profondément, il écrasa chaque nœud délicat d'un mamelon entre ses doigts. Un cri sans mot, un gémissement, le dos arqué vers le plafond, la douleur était tellement bonne après la longueur des taquineries. Il tira durement sur eux, provoquant plus de gémissements, plus de douleur, plus de plaisir. Les jambes écartées sur ses genoux, l'écart faisait que les lèvres de sa chatte s'ouvraient autour de son string et ses seins devenaient roses avec le traitement brutal qu'ils recevaient. Les yeux vitreux fixaient ceux d'un brun foncé alors que les respirations courtes faisaient gonfler les seins torturés de Diane.

Finalement, son regard se tourna vers les mains qui jouaient avec son corps... la vue était stupéfiante. Ses très grandes mains couvraient complètement ses seins, et le contraste de couleur entre sa peau légèrement bronzée et sa peau noire foncée était si frappant qu'elle ne pouvait pas détourner le regard. En regardant ses doigts puissants écraser les bourgeons tendres, elle était étonnée de voir à quel point ses seins étaient malléables, à quel point ils pouvaient être écrasés. Et combien de plaisir cela a envoyé à travers son corps. Elle pouvait également voir le renflement se tendre sous son pantalon, et elle pouvait sentir sa bouche et sa chatte devenir plus humides à la vue.

Puis ses doigts se refermèrent brusquement sur ses mamelons, la faisant haleter, et utilisant ses mamelons il la tira de ses genoux jusqu'à ce qu'elle soit à genoux devant lui.

"Décompressez-moi".

Elle hésita, voulant lui demander si elle allait encore le sucer ou s'il allait enfin lui donner ce dont elle avait besoin aussi. La gifle brutale et soudaine sur son sein droit a arrêté la question avant qu'elle ne puisse se former et de petites mains ont décompressé son pantalon et ont sorti la bite très dure et très lourde, elle a bondi hors de la constriction de son pantalon. Enveloppant les deux mains autour de la hampe, et elle était sur le point de baisser la tête quand il a dit "Stop".

Surprise, elle recula et le regarda ouvrir un tiroir à gauche de sa tête et en sortir un morceau de corde très familier. Souriant, il la tira vers l'avant pour que sa tête repose sur sa cuisse, son souffle glissant chaudement sur sa bite, et il lui attacha les mains puis les bras dans la même configuration que la semaine précédente. Se penchant en arrière sur sa chaise, il baissa les yeux vers le doux et beau visage à côté de sa bite avant de donner son ordre suivant.

"Sucer."

L'ordre était presque inutile, elle était si désireuse d'avoir une partie de lui à l'intérieur de n'importe quelle partie d'elle. Ses lèvres glissèrent fermement sur la tête, la langue léchant et sondant la petite fente à son extrémité. Un long soupir profond lui échappa alors que sa bouche continuait son lent voyage le long de la tige, des confins doux et veloutés pour un outil aussi dur. Bien qu'elle ait essayé de faire descendre sa bouche jusqu'au bout, comme elle l'avait fait la semaine précédente, par elle-même, cela semblait impossible ; alors à la place, elle a juste commencé à travailler sa bouche de haut en bas autant de sa bite qu'elle le pouvait. Le chemin devenait plus facile plus elle le faisait, bien qu'elle soit gênée par ses mains liées, cela la rendait plus chaude pour elle - et la vue était spectaculaire pour lui. Sa tête brune se balançait avec impatience, ses lèvres rouges glissant agréablement sur sa bite, et avec ses mains derrière son dos, ses seins roses avec leurs mamelons rouges en colère étaient poussés en avant et se frottaient contre ses jambes et sa chaise. Incapable de résister à la tentation, il se pencha et recommença à mutiler ses seins alors qu'elle le suçait avec enthousiasme.

Avec quelque chose qui ressemblait presque à de l'amusement, il a commencé à utiliser ses seins et ses mamelons comme levier pour la faire bouger aussi lentement ou aussi vite qu'il le souhaitait, et il a commencé à la tirer de plus en plus vers lui, la forçant à choisir entre étouffer plus de sa bite ou ressentir une douleur croissante dans ses seins. Jetant un coup d'œil à son horloge, il réalisa qu'il était presque temps pour lui de se remettre au travail, même s'il s'était alloué un certain temps pour profiter d'elle aujourd'hui, il ne pouvait pas non plus se laisser distancer au travail. alors il leva la main vers ses cheveux et les détacha de l'élégant nœud sur le dos de ses mains. Puis, enroulant ses grandes mains dans ses boucles, il a commencé à forcer sa bouche de plus en plus sur sa bite, jusqu'à ce qu'elle reprenne systématiquement toute sa longueur dans sa gorge avec son aide.

Il pouvait sentir le sperme commencer à monter, et ses mains se resserrèrent sur l'arrière de sa tête, ramenant sa bouche à la maison alors qu'il poussait son aine vers le haut. Sa gorge se convulsa autour de la tête de sa bite alors qu'elle avalait le sperme jaillissant. Dans cette position, il avait l'impression que sa bite était encore plus loin dans sa gorge que lorsqu'elle était penchée sur le bureau, il pouvait sentir tous les muscles de sa gorge palpiter autour de sa bite alors qu'il relâchait sa charge. Céleste. Il sourit à la belle et désireuse petite enculée qui suçait et léchait doucement malgré le fait que la bite dans sa bouche diminuait lentement de taille. Même si quand elle avait commencé à travailler pour lui, il s'était demandé si elle pouvait être du genre à aimer son style de sexe, il ne s'était pas attendu à ce qu'elle devienne une soumise naturelle aussi merveilleusement réactive et enthousiaste. Les doigts glissèrent pour pincer durement chacun de ses mamelons, puis les utilisèrent pour la tirer de sa bite.

Même si elle leva les yeux vers lui, suppliante, à genoux dans sa position de mendicité, elle ne prit même pas la peine de poser la question qu'elle avait la semaine dernière. C'était comme si elle savait déjà que demander ne ferait aucune différence, tout dépendait de lui maintenant. Il a souri. Bientôt, même s'il n'allait pas le lui dire. Quand ses bras furent déliés, il lui sourit à nouveau.

"Sous le bureau, petite fille. Ne joue pas avec toi-même pendant que tu es là-bas, garde tes mains sur mes jambes." Elle soupira et s'enfonça, ne remettant même pas en question son commandement, se résigna à une autre nuit de masturbation avant de s'endormir. Quand il a déplacé sa chaise jusqu'à son bureau, elle a immédiatement pris sa bite dans sa bouche, ses mains prenant ses couilles et caressant ses cuisses. Deux fois de plus cet après-midi-là, elle l'a sucé jusqu'à la fin, quelques fois il a tendu la main pour jouer un peu plus avec ses seins, mais pas aussi durement qu'il l'avait fait auparavant.

À la fin de la journée, il l'a tirée du bureau. Ses genoux étaient douloureux et elle se sentait un peu nauséeuse, elle n'avait jamais avalé autant de sperme en si peu de temps, mais une partie d'elle était très contente. Andy la chevaucha sur ses genoux, ses cuisses crémeuses écartées sur ses jambes larges, ses mains douces sur ses seins. Diane pensait qu'elle pourrait venir juste de son toucher, quand il se pencha en avant et suça un mamelon dans sa bouche, ses mains caressant ses seins pendant qu'il suçait et mordillait, elle pouvait sentir le plaisir monter dans son ventre. Ses lèvres se déplaçaient vers son autre mamelon et elle bougeait ses hanches, voulant le chevaucher, se frotter contre lui, mais ses mains la maintenaient fermement à distance même pendant qu'il jouait avec ses seins.

Diane laissa tomber sa tête en arrière, appréciant simplement la sensation de sa bouche sur ses mamelons tourmentés, ses mains caressant doucement ses monticules sensibles. Son goût était dans sa bouche.

Quand il a glissé un doigt entre ses jambes, elle a presque crié de triomphe, mais il a simplement trempé son doigt dans son jus humide et l'a ensuite retiré. Des larmes lui montaient aux yeux, elle avait tellement besoin de jouir.

Alors qu'elle gémissait, il mit son doigt couvert de jus dans sa bouche, le doux goût musqué de son corps se mêlant à la saveur de son sperme. Elle suça désespérément son doigt, ne se souciant même pas qu'il la force à se goûter. Tout ce qu'il voulait, s'il pouvait simplement remettre son doigt là-bas. Ou laissez-la bosse sa jambe. Tout ce qu'il voulait.

"C'est ce que ça aura comme goût quand tu me nettoieras avec ta bouche après que je t'ai pris."

Oh mon dieu… ses mots… le goût… c'était si chaud qu'elle pensait qu'elle pourrait jouir juste à cause de ça. Tout l'après-midi avait été une grosse taquinerie.

Mais ensuite, il retira son doigt de sa bouche et posa ses mains sur ses hanches, la soulevant de ses genoux.

« Habille-toi et rentre chez toi pour la journée », lui dit-il.

Diane fit ce qu'il lui ordonna, mais elle fit d'abord un rapide voyage vers la salle de bain, enfonçant ses doigts durement dans sa chatte trempée, faisant rouler les saveurs de leur sexe combiné autour de sa bouche et obsédée par la promesse de ses mots. Elle est venue presque immédiatement.

Cette nuit-là, quand elle s'est masturbée, elle a rendu ses propres seins plus roses que lui. Elle s'endormit un peu plus satisfaite que la veille.

****

Le vendredi s'est passé normalement, puis le week-end et le retour au travail le lundi. Diane commençait à se sentir comme une chienne en chaleur. Les hommes qui passaient dans la rue envoyaient des pensées sexuelles dans sa tête, n'importe quel homme, et parfois elle était tentée de ramener à la maison un inconnu au hasard, juste pour qu'elle puisse s'envoyer en l'air. Mais elle avait le sentiment que l'intensité, la tension, rien de tout cela ne serait là, et qu'elle ne serait pas plus satisfaite qu'elle ne l'était après s'être masturbée. Alors, à la place, elle a attendu. J'ai attendu Andy. Il y avait plus de petits jeux dans le bureau. Une fois, Juan est entré alors qu'Andy avait les mains sur sa chemise alors qu'il se tenait derrière elle pendant qu'elle tapait, elle a pensé qu'elle allait mourir d'embarras, mais Juan lui a simplement souri en connaissance de cause tandis que son visage devenait rouge vif. Pendant que Juan se déplaçait dans le bureau pour faire son travail, Andy jouait encore plus brutalement avec ses seins.

Elle a juste gardé la tête baissée, ne voulant pas voir Juan les regarder du coin de l'œil, Andy laissait visiblement Juan apercevoir sa chemise. C'était encore plus honteux que Juan le sache, même si maintenant elle était sûre de savoir pourquoi il était si bien payé. Depuis ce premier lundi, il n'y avait plus de femmes venues au bureau pour rendre visite à Andy, et elle était soulagée.

Au cours du week-end, elle avait visité toutes sortes de sites Web d'histoires et d'images érotiques, ils devenaient progressivement plus coquins. Elle envisageait de faire des choses qu'elle n'aurait jamais cru possibles, si seulement Andy la baisait, si seulement il la faisait jouir. Les sites avec des photos de couples interraciaux étaient ce qui l'a vraiment fait avancer. Le souvenir d'avoir vu les mains sombres d'Andy sur son corps clair était suffisant pour la faire commencer à crémer. Mercredi après-midi, il l'a finalement rappelée dans son bureau. Cette fois, plutôt que de jouer au jeu du regard, il se tenait à côté d'un nouveau meuble. Un bureau, semblable au sien, mais un peu plus court, installé perpendiculairement à son propre bureau, formant un angle de 90 degrés. La seule chose dessus était un petit oreiller. Son sourire était plus brillant que le soleil de midi et plus diabolique que Machiavel.

"Viens ici petite fille."

Quand elle se tenait directement devant lui, il tendit la main derrière sa tête pour lui défaire les cheveux. Alors qu'il tombait autour de ses épaules, il emmêla sa main dans le dos et la tira vers lui pour leur premier vrai baiser. Ses mains volèrent jusqu'à son large torse, sentant les muscles sous celui-ci, son autre main tendit la main vers le bas de son dos et l'attira. À côté de son cadre large et puissant, elle se sentait petite, impuissante, un petit chaton contre le lion. chef de la fierté. Alors qu'elle s'accrochait à lui, il approfondit le baiser, sondant sa bouche avec sa langue. Un petit gémissement lui échappa. Quand il la relâcha finalement, elle tremblait, et elle se tenait là docilement alors qu'il commençait lentement à enlever ses vêtements. D'abord sa veste et son chemisier, puis il dégrafa sa jupe et la laissa tomber par terre. Elle se tenait là dans son soutien-gorge et son string assortis, avec sa culotte et ses talons, frissonnant de tension. Caressant légèrement son corps, il fit lentement le tour pour enlever son soutien-gorge, puis ses sous-vêtements, la laissant juste avec ses bas et ses talons. C'était la première fois qu'il l'exposait pleinement à lui, et elle se sentait vulnérable d'une toute nouvelle manière.

L'espoir montait en elle. Si elle était entièrement nue, il la prendrait sûrement maintenant.

« Montez sur la table.

C'était frais et lisse sous ses fesses. Andy la poussa vers le bas pour qu'elle soit allongée dans le sens de la longueur, l'oreiller sous sa tête. Puis il a ouvert un tiroir et en a sorti le bâillon, qu'elle n'a même pas combattu, puis il lui a attaché les poignets ensemble et les a soulevés au-dessus de sa tête et les a attachés au bureau. Deux autres longueurs de corde ont été utilisées pour attacher ses chevilles à ses cuisses, puis de chaque côté du bureau.

Entièrement exposée, ses seins saillants vers l'extérieur, la chatte et le cul béants entre ses cuisses écartées, elle a fait une belle vue. Andy a sorti un autre petit oreiller et s'est déplacé pour regarder entre ses jambes écartées. Son sourire était de pure admiration.

"Belle."

C'était exactement ce qu'elle voulait entendre et son corps ondulait, impatient et plein d'espoir. Ses mamelons se tenaient fiers et dressés sur ses seins, sa chatte était si humide et prête pour lui. Il glissa le petit oreiller sous son cul, le soulevant très légèrement pour que ses deux trous soient exposés au monde. Un souffle doux et chaud souffla sur eux de manière séduisante alors qu'Andy se penchait vers lui. Tout son corps tremblait d'anticipation.

Puis Andy a ouvert un autre tiroir et a commencé à sortir tout un tas de choses, qu'elle ne pouvait pas bien voir parce qu'il les avait placées sur son bureau. Une main s'est tendue et a commencé à jouer avec son mamelon, pinçant et tirant. C'était inutile, parce que c'était déjà dur, mais il semblait aimer tirer dessus comme s'il essayait de l'étendre plus loin de ses seins. Puis il lui montra ce qu'il tenait dans son autre main : des pinces qui ressemblaient à des pincettes, trois d'entre elles sur une délicate chaîne en forme de Y. Les yeux grands ouverts à la vue de cet objet redoutable, elle a essayé de s'opposer à travers le bâillon, et a même essayé de se tortiller un peu pour s'éloigner, ce qui lui a valu une claque sèche sur sa chatte exposée et ouverte. La forte fessée la traversa, sa chatte fuyant abondamment. Elle cessa de lutter, se rappelant qu'elle ferait tout ce qu'il voulait pour son orgasme. Les pinces ont été placées sur chacun de ses mamelons, et il les a serrées jusqu'à ce que chacun de ses bourgeons de couleur cerise soit dans une prise ferme et légèrement douloureuse, puis il est descendu entre ses jambes, posant la troisième pince sur son monticule rasé et ne lui laissant aucune doute quant à l'endroit où irait cette troisième pince.

Le jus de sa chatte coulait déjà de sa fente sur l'oreiller, alors qu'Andy se penchait à nouveau entre ses jambes, il pouvait inhaler son doux parfum. Elle frissonna lorsque le premier contact de sa langue traça les lèvres extérieures de sa chatte, la tentant. Il s'est ensuite déplacé vers l'intérieur, lentement, finalement il a commencé à lécher son trou. Après tant de jours à n'avoir attiré que l' attention d'elle-même, c'était le paradis.

Merveilleusement, il a déplacé sa langue vers le haut et a effleuré son clitoris avec, faisant courir sa langue tout autour et le tirant avec ses dents.

Elle jouit immédiatement, hurlant contre le bâillon alors qu'il mordillait le tendre bourgeon, le plaisir se propageant dans son corps. Andy lui donna finalement une partie de ce dont elle avait besoin. Sa chatte palpitait avec l'événement tant attendu, ses entrailles se convulsaient. Ce fut fini trop rapidement cependant, alors qu'il s'éloignait.

"Très mauvaise petite fille. Je ne t'ai pas dit que tu pouvais jouir.

Diane gémit, gonflant ses hanches de haut en bas, pas du tout repentante. L'orgasme avait été merveilleux, mais sa chatte était toujours chaude et nécessiteuse, elle le voulait en elle.

Puis il se tenait à nouveau attaché la troisième pince solidement à son clitoris. Ça faisait mal, mais c'était si bon aussi, elle se frottait les hanches, essayant de le faire toucher un peu plus, faisant des bruits de miaulement à travers son bâillon. Malgré son orgasme, elle en voulait plus, la faim dans son cœur n'était pas assouvie. Il glousse à ses mouvements et retourna aux objets sur son bureau.

Une minute plus tard, il était de retour entre ses jambes avec trois objets, il a brandi la gelée KY pour qu'elle puisse la voir, ainsi qu'un étrange objet ressemblant à une balle avec une large base, qu'elle n'avait jamais vu auparavant. Il n'a pas été difficile d'avoir l'idée alors qu'il étalait de la gelée KY dessus, puis utilisait son doigt pour l'étaler autour de son trou du cul, pour finalement transpercer son cul avec son doigt enduit. Elle s'y est fortement opposée, essayant de serrer son doigt alors qu'il s'enfonçait, faisant des sons négatifs à travers son bâillon, priant pour qu'il ne fasse que jouer avec elle. Vain espoir, dès qu'il sentit qu'elle était suffisamment lubrifiée, il utilisa une main pour maintenir son bassin pendant qu'il commençait lentement à faire remonter le jouet dans son cul. S'étirant, il fit entrer et sortir le jouet, desserrant son trou, ça faisait mal mais c'était assez agréable d'une étrange manière aussi. Finalement, elle décida d'accepter l'inévitable... après tout, la veille au soir, elle avait pensé qu'elle ferait n'importe quoi s'il la baisait, n'est-ce pas ? Et le jouet ne faisait vraiment que peut-être un pouce de tour à sa base, ce serait si mauvais, n'est-ce pas ? Si c'était ce qu'elle devait faire, qu'il en soit ainsi.

Lorsque le plug a finalement sauté complètement dans son cul, elle s'est sentie pleine et gonflée, il était bien ajusté, et même si elle a poussé expérimentalement pour voir si elle pouvait le faire sortir, il n'y avait aucun moyen qu'elle puisse se forcer à la faire sortir. propre cul assez large pour le sortir. De plus, cela pourrait mettre Andy en colère, et elle ne voulait pas non plus le faire maintenant. Pas avec lui entre ses jambes comme ça. Enfin, il a inséré le dernier objet dans sa chatte, il était froid et dur, et pas très gros, puis il s'est mis à vibrer. Il avait inséré un œuf vibrant, elle le savait car elle en avait un à la maison. C'était toujours bon pour les préliminaires, juste assez pour la titiller, mais jamais assez pour qu'elle puisse s'en sortir. Puis, alors que le jouet dans son cul prenait vie, elle sursauta. Andy lui sourit et se dirigea vers son bureau où il recommença à travailler.

Le temps passait, elle ne savait pas combien car elle ne voyait pas d'horloge. Toute son attention était concentrée sur les jouets en elle, la légère douleur dans ses seins, la forte douleur dans sa chatte et son clitoris, et la plénitude de son cul. Chaque partie d'elle se tendait vers l'orgasme final, mais peu importe à quel point elle se rapprochait, elle restait toujours juste hors de portée. Il n'y avait tout simplement pas assez de stimulation de l'œuf, même si la pince tenait fermement son clitoris, ce n'était certainement pas suffisant pour l'achever. Elle ne le savait pas, mais elle commençait à devenir très distrayante pour Andy, avec ses gémissements et ses halètements qui étaient étouffés par le bâillon de balle mais toujours pas totalement silencieux, le léger éclat de sueur sur son corps et l'odeur lentement irrésistible de sa chatte. remplir la salle. Il l'a laissée là pendant seulement 15 minutes environ avant de terminer son mémoire et a renversé sa chaise pour qu'il soit assis directement à côté de son ventre.

Rapidement, les pinces ont été retirées de ses mamelons et de son clitoris, la faisant se tordre et crier derrière le bâillon. La douleur montait à travers les petits organes et le sang refluait, la douleur et la sensation d'un orgasme imminent... elle avait l'impression qu'il allait juste toucher son clitoris qu'elle éclaterait à nouveau. Au lieu de cela, les doigts ont pincé ses mamelons, provoquant plus de contorsions et de gémissements alors que les bourgeons hautement sensibilisés étaient caressés, ses hanches tournaient sur la table. L'œuf dans sa chatte bourdonnait joyeusement, et elle s'était finalement totalement adaptée au plug anal, qui lui procurait maintenant une sensation agréablement pleine. Andy se leva et marcha entre ses jambes, une seule pensée remplissait son esprit : S'IL VOUS PLAÎT !

Chaque partie de son corps tremblait pour qu'il la ravisse, la comble, pour enfin la prendre comme sienne. Au lieu de cela, elle sentit sa main autour de son trou du cul, puis le plug anal commença à aller et venir dans son cul, le quittant presque, puis le repoussant fermement . . Le mouvement constant dans son cul devenait suffisamment agréable pour qu'elle sente qu'elle pourrait même être satisfaite s'il enfonçait simplement sa bite dans son cul. Alors qu'elle n'avait jamais vraiment eu de pensées sérieuses sur l'anal, principalement en raison de l'échec de sa première expérience avec un ex petit ami où même son doigt lui causait trop de douleur, en ce moment, elle serait prête à l'emmener où il voulait si seulement il le laissait son sperme après.

Andy se pencha sur elle, son entrejambe à seulement quelques centimètres du sien, et elle s'efforça désespérément de relier les deux, de se rapprocher suffisamment pour se frotter sur son pantalon. Au lieu de cela, il garda juste assez de distance par rapport à leurs entrejambes pour l'amener au bord des larmes, alors qu'il suçait un mamelon cerise dans sa bouche. Dans l'impression que la chaleur se répandait sur tout son corps, une main agrippa son sein crémeux, pétrissant la douceur, pinçant le mamelon ; son autre mamelon a été aspiré dans sa bouche, roulé par sa langue et pincé entre ses dents. Le plug anal dans son cul n'a jamais cessé de bouger.

Malgré le manque de contact avec sa chatte, Diane pouvait sentir qu'elle approchait d'une sorte d'achèvement, mais juste au moment où elle atteignait le bord du non-retour, Andy s'est retiré de ses seins et a éteint le plug anal.

"Je t'ai déjà fait jouir une fois aujourd'hui," lui dit-il. "Si vous voulez encore jouir, vous devrez le faire vous-même."

Elle tendit et jura intérieurement alors qu'il utilisait un doigt pour accrocher l'œuf hors de sa chatte. Tous les sentiments de plénitude ont disparu et des larmes ont finalement commencé à couler de ses yeux de frustration sexuelle. Andy a délié les cordes autour de ses jambes et de ses bras et lui a tendu la pile de ses vêtements, qu'elle a saisis puis s'est précipitée vers la porte.

Trop excitée pour se rendre à la salle de bain, elle s'appuya contre le dos de sa porte et commença furieusement à se pincer les seins et à frotter son clitoris, désespérément elle inséra deux doigts dans sa chatte et réussit même à en mettre un dans son cul.

Elle est venue. Se tordant contre sa porte, complètement nue dans le bureau principal, les seins attendris et le cul brûlant, elle jouit fort. Ce n'est que lorsqu'elle est enfin sortie de son sommet et qu'elle a retiré ses doigts de sa chatte et de son cul qu'elle a réalisé qu'elle portait toujours le bâillon-boule. L'humiliation l'envahit alors qu'elle revenait sur terre et se souvenait de son emplacement, elle n'avait même pas eu assez de maîtrise d'elle-même pour se rendre à la salle de bain. Alors qu'elle se redressait et commençait à retirer le bâillon, la porte de son bureau s'ouvrit derrière elle et elle se retourna d'un air coupable, brusquement consciente qu'elle était nue.

Ce sourire aveuglant.

"Demain soir, tu rentreras avec moi. Tu passeras le week-end. Emballe tes affaires de toilette et une tenue pour rentrer chez toi, tu n'auras besoin de rien d'autre."

La porte fermée. Elle le fixa. De nouveau étonné et plein d'espoir.

chapitre 3

Le vendredi passa si lentement que toutes les pensées de Diane étaient tournées vers le week-end à venir. Distraite et excitée, c'est ainsi qu'elle a passé toute la journée. Andy a continué avec ses touches occasionnelles, la faisant grimacer à quelques reprises parce que ses mamelons étaient encore douloureux à cause des clips dessus. Aussi à cause de la quantité d'attention qu'elle leur accordait maintenant chaque nuit quand elle se masturbait, mais malgré le léger inconfort quand il les touchait, tout la rendait plus humide et plus excitée. Deux fois ce jour-là, elle est allée aux toilettes pour se calmer un peu.

Cet après-midi-là, alors qu'elle se tenait devant la photocopieuse, il s'est approché derrière elle et a fait courir ses mains sur l'arrière de ses cuisses, la faisant se cambrer de surprise. L'ourlet de sa jupe a été lentement soulevé jusqu'à sa taille, puis il a passé ses doigts autour du haut de ses bas jusqu'à son string, glissant une main dans le devant de sa culotte, il a utilisé l'autre pour pétrir et travailler son cul joue. Elle gémit alors qu'un gros doigt s'enfonçait dans sa chatte, l'étirant. Les dents s'enfoncèrent légèrement dans son cou, la faisant gémir à nouveau et agiter ses hanches contre ses mains. Quand son doigt fut complètement enduit de son jus, il le retira d'elle et le poussa dans sa bouche, obligeamment, elle le suça pour le nettoyer. Finalement, il s'éloigna et elle resta appuyée sur la photocopieuse, sa jupe toujours relevée exposant son cul et son string.

Un petit mouvement dans l'embrasure de la porte attira son attention et, à sa honte et à son horreur, Juan se tenait là, la regardant haleter. Elle ne savait pas depuis combien de temps il se tenait là… l'avait-il vue, elle et Andy ? Tirant la jupe vers le bas, elle attrapa ses papiers et le frôla rapidement, la tête baissée, ne voulant pas le regarder. Le reste de la journée de travail se passa à contempler avec acharnement tout ce qu'elle avait besoin de faire, tout pour éviter les yeux rieurs de Juan.

Finalement Juan est parti à 16h, et une heure plus tard Andy est sorti de son bureau, nerveusement elle s'est levée et a attrapé son sac. Il lui sourit, « Viens. Nous avons beaucoup à faire ce week-end. Plus de rire. La descente jusqu'au garage n'était pas trop mal, ils ont un peu parlé de choses autour du bureau, quelques fois sa main a caressé ses fesses rondes. Quand ils arrivèrent à sa voiture, il posa sa mallette et son sac sur la banquette arrière.

"Penchez-vous sur le coffre de la voiture."

Légère hésitation, mais elle savait qu'il ne fallait pas vraiment s'arrêter. Elle ne voulait pas qu'il change d'avis, après tout. Avec ses talons, elle était juste à la bonne hauteur pour se pencher sur le tronc à un angle de presque 90 degrés. De nouveau, il y eut des attouchements autour de ses cuisses, remontant sa jupe sur ses hanches. Un instant plus tard, il ne la touchait plus, mais elle pouvait l'entendre sortir quelque chose de sa poche, elle essaya de tourner la tête pour regarder et fut récompensée par une forte gifle d'avertissement sur sa fesse gauche. Elle cessa d'essayer de regarder. Le string a été retiré de la fente de son cul, puis un coup de coude sur son trou du cul, une pression alors que le petit plug anal était lentement enfoncé dans son cul. Plutôt que de le faire entrer et sortir comme avant, c'était juste une longue pression lente qui le pressait vers l'avant jusqu'à ce que tout éclate finalement dans son cul. Ça faisait plus mal de cette façon et pourtant c'était aussi plus érotique en même temps. Quand il fut finalement complètement entré, elle laissa échapper un soupir de soulagement et gémit un peu en serrant son cul autour de lui, appréciant la sensation d'avoir quelque chose en elle.

Puis l'appréhension l'a envahie lorsqu'il a ouvert la portière de la voiture et elle a réalisé qu'elle allait devoir rentrer chez elle en se branchant le cul.

La première partie du trajet n'a pas été trop mauvaise, bien qu'Andy ait délibérément roulé très rapidement sur les deux ralentisseurs du parking, ce qui a poussé le plug anal plus profondément dans son cul alors qu'elle rebondissait sur le siège. Elle se tortilla et essaya de garder la gêne hors de sa voix alors qu'il lui posait des questions sur elle-même, des questions auxquelles elle répondit du mieux qu'elle pouvait avec la distraction rebondissant dans son cul ; au bout d'un moment, elle commença à se sentir suffisamment à l'aise pour lui poser ses propres questions. Étonnamment, rien de sa mystique n'avait disparu même s'il avait pleinement répondu à toutes ses questions.

Une demi-heure de trajet en voiture et ils se sont arrêtés devant une magnifique maison en pierre, cachée par une allée longue d'un mile dans les bois. Il n'y avait pas de maisons à proximité. Les terrains étaient évidemment énormes et bien entretenus. La maison était élégante, coloniale et presque de la taille d'un manoir. Entrant dans le vestibule, elle faisait face à un bel escalier en marbre, le hall de la cuisine devant elle, une salle à manger à sa gauche et le salon à sa droite. Tout était spacieux, avec de hauts plafonds et des murs crème ; le mobilier était d'une élégance modeste et simple.

Andy a préparé le dîner, elle a fait la vaisselle, ils ont bu du vin. Tout cela semblait quelque peu surréaliste alors que le plug anal s'enfonçait dans son cul, lui rappelant pourquoi elle était là. Puis, finalement, il l'a escortée à l'étage et a même retiré le plug anal pour qu'elle puisse aller aux toilettes. Après un si long moment avec ça dans son cul, c'était un soulagement, mais aussi presque raté le sentiment complet que cela lui avait donné. En sortant de la salle de bain, elle s'est retrouvée à regarder une pièce légèrement modifiée, il y avait maintenant une pile de trois oreillers au centre de son lit, avec un autre espacé vers la tête de lit, des longueurs de cordes avec des poignets souples au bout de chaque montant de lit et la table de chevet était couverte de divers objets - certains qu'elle reconnaissait et d'autres qu'elle ne reconnaissait pas.

Immédiatement, elle fut enveloppée dans ses bras, ses lèvres meurtrissant les siennes de leur force ; gémit-elle contre sa bouche alors que ses mains commençaient lentement à la déshabiller. D'abord sa veste tomba sur le sol, et des tremblements la balayèrent alors que la chaleur de son corps semblait l'engloutir. Déplaçant ses baisers le long de son cou, suçant, ses doigts déboutonnèrent prestement son chemisier, jusqu'à ce qu'il suive sa veste. L'air froid combiné à son excitation extrême faisait sauter brusquement ses mamelons même à travers son soutien-gorge, suffisamment de son cerveau continuait à travailler pour se rendre compte qu'elle haletait avec la tête retenue alors que cet homme qui contrôlait chacun de ses mouvements était agenouillé devant elle. Sa jupe tomba, puis il roula lentement chacun de ses bas, suivant chaque centimètre de sa chair exposée avec un baiser. Au moment où il remonta le long de sa cuisse droite, elle haletait et agrippait ses épaules pour se soutenir. Léchant sa langue autour de son ventre et de son nombril, ses mains fortes se frayèrent un chemin le long de ses flancs et défirent son soutien-gorge ; ses mains restèrent hautes, ajustant ses mamelons, avant de glisser rapidement vers le bas, lui exposant tout son corps. Andy était toujours entièrement habillé.

Debout, il la souleva comme une couverture de roman d'amour, puis la plaça à plat ventre sur le lit, avec la pile d' oreillers au milieu juste sous ses hanches. Chaque bras et jambe était ensuite attaché à un montant de lit jusqu'à ce qu'elle soit écartée, sa tête reposant sur le dernier oreiller. Un petit bâillon a été inséré dans sa bouche, puis il a commencé à caresser lentement ses doigts de haut en bas sur son corps, la faisant frissonner. Il y eut une pause pendant laquelle rien ne la touchait, et du coin de l'œil, elle vit

Andy ramasser un long bâton avec quelques plumes au bout. Les frôlements légers de celui-ci provoquaient de nombreux miaulements derrière son bâillon; les plumes ont voyagé de la cheville gauche jusqu'à son épaule gauche, puis de son épaule droite à sa cheville droite. L'intérieur de ses cuisses était le pire, tentant et doux, elle brûlait pour un toucher plus ferme.

Lorsque le toucher doux et léger est parti, Diane s'est retrouvée à souhaiter qu'elle n'ait pas souhaité qu'il parte si tôt.

CLAQUEMENT!

Elle a essayé de crier derrière le bâillon alors qu'Andy lui donnait une fessée inattendue.

CLAQUEMENT! BAISER ! BAISER ! BAISER !

Des larmes coulaient sur son visage alors qu'il rosissait son cul avec sa main noire. Se tordant et suppliant derrière son bâillon, il ralentit finalement les coups et passa doucement sa main sur ses fesses, elle pouvait sentir son poids sur le lit alors qu'il se penchait pour lui chuchoter à l'oreille.

"C'était pour avoir montré ton cul à Juan."

Une autre petite claque la fit sursauter.

"C'est mon cul maintenant."

Son contact devint plus caressant.

"Et tu n'en feras que ce que je veux que tu fasses."

Un petit rire. Elle soupira de bonheur alors qu'il glissait sa main dans son cul et commençait à jouer avec sa chatte, glissant ses doigts autour de ses bords extérieurs et même la plongeant dans son trou. La douleur de la fessée l'avait excitée , la chaleur se propageant dans le bas de son corps et sa chatte dégoulinait.

Puis Andy la quitta, et elle put entendre ses vêtements tomber sur le sol. Diane s'efforça de le voir. Quand il l'a finalement déliée et l'a retournée, elle s'est glorifiée de la vue de son corps nu au-dessus d'elle, observant chacun de ses mouvements alors qu'il balayait les oreillers au sol et la couchait sur le dos, attachant ses bras aux montants du lit. Regarda sa poitrine et ses épaules incroyables alors qu'il attachait ses jambes aux mêmes poteaux auxquels ses bras étaient attachés, écartant ses jambes grandes ouvertes et laissant sa chatte complètement exposée à lui. Le contraste brutal entre son grand corps noir et sa peau blanche était magnifique, mais la majeure partie de son attention était concentrée sur sa grosse bite dure, l'énorme outil noir qui frottait de manière séduisante le long de sa cuisse, si près de sa chatte rose très ouverte.

Une fois ses jambes sécurisées, Andy descendit, prenant son cul dans ses mains, frottant sa bite le long de sa chatte, tandis que ses lèvres voyageaient de son cou à ses seins. Sa bouche pinça et mordit son mamelon, une main passa de son cul à son autre sein, tirant et serrant. Déplaçant sa chatte contre sa bite, souhaitant que ce soit en elle, elle gémit et essaya de pousser ses seins plus loin dans sa main et sa bouche ; finalement il recula et frotta la tête de sa bite autour de l'entrée de sa chatte. Plaidant autour de son bâillon, Diane souhaitait ne pas être si solidement immobilisée ; étant donné la possibilité qu'elle saute sur sa bite, sans se soucier du fait que c'était la plus grosse chose qu'elle ait jamais eue dans sa chatte, elle voulait tout dedans et elle le voulait maintenant. Ce qui la fit se sentir désespérément abandonnée quand il quitta soudain ses jambes écartées, et resta debout à contempler la table de chevet. Après quelques instants, il était de retour entre ses jambes, mais sa bite n'était toujours pas dans sa chatte, à la place il lubrifiait un plug anal qu'il a ensuite inséré dans son cul, souriant à ses expressions faciales alors qu'il se déplaçait.

occupait auparavant la zone, il semblait beaucoup plus grand. La différence mineure de taille a fait une énorme différence dans la sensation, alors qu'elle essayait de s'éloigner du lit de la pression intense qu'Andy a agrippée à l'un de ses mamelons et l'a utilisé pour la tirer davantage vers le bas. Enfin, avec le feu brûlant son cul et son mamelon, le plug anal s'est complètement mis en place. Andy a placé chacune de ses mains sur un sein et a commencé à les pétrir et à les plumer, puis il a déplacé ses mains vers ses hanches et a de nouveau taquiné sa chatte avec la tête de sa bite.

"Tu peux jouir autant que tu veux", lui a-t-il dit. "Je veux te sentir onduler autour de moi."

Diane frissonna, poussant ses hanches vers lui autant qu'elle le pouvait. Elle le voulait en elle. Il a déplacé sa bite autour de ses lèvres extérieures un peu plus, taquinant et frottant avec la tête.

Quand il a finalement commencé à pousser dans sa chatte, c'était comme si une batte de baseball lui était enfoncée. Les longues semaines sans sexe lui donnaient l'impression d'être à nouveau vierge; elle était serrée, ajustée comme un gant. La pression sur la bite d'Andy alors qu'il explorait lentement son corps était exquise. Chaque terminaison nerveuse semblait en feu alors que la chatte de Diane était percée, regardant vers le bas, elle pouvait voir son incroyable bite noire se déplacer dans son corps. Malgré la quantité de lubrification que sa chatte avait fournie, il était toujours lent, juste à cause de la taille de son membre. Alors qu'il entrait dans des parties d'elle qui n'avaient jamais rien eu en elles, elle se sentait prête à jouir juste après avoir enfin sa bite en elle. Ça faisait un peu mal d'être étiré ainsi, mais c'était une douleur tellement merveilleuse et agréable.

Alors qu'il commençait lentement à entrer et sortir, presque jusqu'à la pointe puis à l'intérieur, pressant son entrejambe contre elle, elle eut l'impression que chaque partie d'elle était en feu. Ouverte et vulnérable, elle gémit contre le bâillon et il commença à se déplacer rapidement contre ses jambes écartées, poussant plus fort et plus profondément, une de ses mains voyagea derrière son dos et actionna un interrupteur sur le plug anal, le faisant prendre vie dans son cul . Tous deux gémirent alors, face aux sensations agréables que cela provoquait. Diane ne s'était jamais sentie aussi pleine de sa vie, le plug bourdonnait joyeusement dans son cul, combiné avec la plus grosse bite qu'elle ait jamais eue dans sa chatte. Quelques secondes plus tard, elle jouissait, atteignant des niveaux d'extase de plus en plus élevés alors que sa bite continuait à plonger dans et hors de sa chatte; vague après vague d'orgasme s'est écrasée sur elle, l'accomplissement des préliminaires des semaines précédentes.

Sans pause, l'énorme bite claquant en elle continua à pomper, jusqu'à ce que finalement cela devienne presque douloureux, une surcharge sensorielle, et elle commença à lutter contre ses liens, et ses gémissements derrière le bâillon-boule passèrent d'orgasmiques à suppliants. Une main glissa de derrière son cul jusqu'à son clitoris, le frottant durement, le pinçant et le tordant ; des larmes ont commencé à couler sur son visage, malgré la douleur que cela lui causait, cela la conduisait également à un autre orgasme plus dur. Se tendant et se tordant, elle se demanda comment Andy pouvait continuer avec un tel rythme, tout son corps se sentait comme s'il était en feu.

Soudain, la main qui occupait toujours son clitoris recula et enfonça fermement le plug anal alors qu'il se penchait vers elle, sa bite le plus profondément dans sa chatte qu'elle avait pénétrée et appuya ses lèvres dans son oreille.

"Le week-end prochain, je te prends le cul."

La combinaison de ses mots, la pression dans son cul, sa bite au fond de sa chatte et l'écrasement de son clitoris, Diane revint. À travers le flou de la douleur et de l'extase, elle pouvait sentir la bite d'Andy gonfler en elle et libérer giclée après giclée de sperme. Tout son corps était tendu contre elle, l'attirant imprudemment contre lui, poussant sa bite sans relâche en elle. C'était comme si toute sa chatte était en train d'être séparée, elle pouvait sentir chaque pulsation de sa bite en elle alors que sa chatte tremblante le traitait à sec.

Avec un dernier soupir, tout son poids corporel centré sur sa chatte, Andy passa un moment allongé entre les cuisses écartées de Diane avant de tendre la main et de relâcher ses jambes et ses bras. Toujours avec sa bite ramollie en elle, il souleva son corps épuisé et embrassa doucement ses lèvres.

"Bonne fille." Elle lui sourit, à travers ses larmes, puis haleta alors qu'il se levait lentement d'elle, même la simple sensation de sa bite quittant son corps provoquait un choc de sensations dans sa chatte.

Contentement, elle était enveloppée dans ses bras alors qu'ils se sentaient endormis, se sentant en sécurité, en sécurité et totalement épanouis.

Samedi matin, quand elle s'est réveillée, Diane s'est rendu compte qu'elle se sentait mieux qu'elle avait dans sa vie. Même si elle avait mal partout, muscles et régions inférieures à la fois, enveloppée dans les grands bras noirs d'Andy, son corps pressé contre son dos, elle se sentait merveilleusement bien. Elle se sentait en sécurité, enfin épanouie, et elle se demandait si c'était vraiment ce qu'elle avait cherché toute sa vie, cette sorte de perte de contrôle où tout dépendait de lui. C'était peut-être le genre de chose contre laquelle le mouvement féministe était censé être, mais vraiment, qui s'en soucie ? Si quoi que ce soit, le mouvement féministe était vraiment censé concerner les femmes choisissant elles-mêmes ce qu'elles voulaient, et si ce qu'elle voulait était un peu différent de ce que la plupart de ces femmes avaient probablement pensé, eh bien ce n'était pas elle. Des doigts blancs et souriants caressaient de haut en bas les bras fortement musclés, elle admira à nouveau le contraste de leurs couleurs de peau, et aussi le pouvoir que les bras qui la tenaient avaient.

Se recroquevillant contre son corps, elle réalisa que sa bite était dure comme le matin et essaya instinctivement de s'éloigner, sûre qu'elle avait bien trop mal pour le prendre à nouveau ce matin. Au lieu de cela, elle finit par gémir alors que ces bras qu'elle venait d'admirer se resserraient autour d'elle, son amant silencieux commença par faire courir doucement ses mains de haut en bas sur son corps. Même si cela la fit légèrement grimacer, le contact léger était également très apaisant. Des mains fortes parcouraient doucement ses cheveux et pétrissaient ses seins, à cause de leur position, elle ne pouvait pas vraiment le toucher, au lieu de cela, elle passa une main de haut en bas sur l'une de ses cuisses, essayant d'atteindre sa bite avec sa main, mais il fut poussé trop près de son cul. Plutôt que de poursuivre l'affaire, Diane leva les bras en arrière et les enlaça derrière sa tête, laissant son corps complètement ouvert à son toucher. Alors qu'il commençait à faire glisser sa bite de haut en bas dans son cul, il glissa également une main sur ses cuisses, taquinant et tentant autour de sa chatte, malgré - ou peut-être à cause de - sa douleur, elle pouvait se sentir se mouiller.

Très doucement, il passa ses doigts autour de sa chatte, glissant un doigt entre les lèvres de sa chatte, remuant son jus. Elle commença à gémir, et serrant ses doigts contre sa tête, se tordant contre le corps dur derrière elle. Ses lèvres caressèrent la nuque tandis que ses mains frottaient et envoyaient d'agréables picotements le long de sa colonne vertébrale. Après avoir joué si longtemps avec Andy, c'était nouveau et sexy d'avoir son toucher complètement doux avec son corps. Les douces caresses de ses seins et de ses mamelons commençaient à la réchauffer, et le doigt poussant dans sa chatte était tellement lubrifié qu'il faisait à peine mal malgré la douleur. Le simple fait de tenir volontairement ses mains dans une position qui la laissait ouverte l'excitait, elle était plus qu'obéissante, elle participait activement à la lente séduction de son corps. Étirer ses muscles comme un chat avec ses mains attisant sa chaleur était merveilleux après le manque de mouvement dont elle disposait la nuit précédente. Même la légère douleur de sa chatte et de ses seins endoloris la rendait vraiment plus excitée, lui faisait penser à la nuit dernière, et elle commençait à avoir l'impression que la douleur était plus excitante qu'autre chose.

Finalement, il a déplacé son poids corporel et sa bite a glissé hors de la fente de son cul et a commencé à frotter doucement sur sa chatte, en enduisant la tête de son jus. À chaque coup, elle reculait légèrement, jusqu'à ce que la tête finisse par se frayer un chemin dans son trou... elle grimaça. Même avec toute la préparation minutieuse d'Andy, ça faisait mal. Immédiatement, il a arrêté de pousser sa bite et a juste commencé à la faire entrer et sortir lentement, tout en caressant doucement ses mamelons. Puis il se baissa et glissa un bras autour de sa cuisse, le soulevant jusqu'à ce qu'il repose sur sa propre jambe, ouvrant son trou. L'écartement de ses jambes a rendu ses entrailles moins serrées et il a commencé à travailler de plus en plus sa bite dans et hors de sa chatte. Ses coups lents et réguliers, combinés aux caresses alléchantes de ses mains, la faisaient se tordre contre lui, elle a essayé d'éloigner ses mains de lui, de se pencher et de se toucher, et peut-être même de sentir sa bite entrer et sortir d'elle. chatte. Sans perdre un coup, une grande main était enroulée autour de ses poignets et il les tenait au-dessus de sa tête, l'autre main caressant toujours son corps. Elle écarta les jambes plus loin, la sensation érotique d'être tenue impuissante par rien de plus que ses mains pendant qu'il la prenait à la cuillère construisait l'orgasme dans son cœur. Les poussées commencèrent à devenir plus fortes et plus rapides, ses doigts jouant plus rapidement sur son clitoris.

Sa bite s'enfonçait de plus en plus dans sa chatte, lui coupant le souffle de douleur et de plaisir. Alors qu'il s'enfonçait en elle, atteignant son propre point culminant, ses gros doigts lui pincèrent le clitoris, et elle jouit, pour la première fois capable de crier son plaisir et son nom sans que le bâillon n'empêche ses gémissements. Sa main tenait solidement le bas de son corps contre le sien alors qu'il pompait du sperme en elle, faisant de légers mouvements avec ses hanches et sa bite qui la faisaient se contracter et frissonner. Elle spasma autour de lui, son cul doux poussant dans son corps dur alors qu'il la remplissait de sperme pour la deuxième fois en 12 heures.

"Oh Andy," gémit-elle, son corps tremblant alors qu'il s'adoucissait en elle.

"Bonjour petite fille," répondit-il, ses lèvres embrassant son épaule.

Le matin signifiait une douche, où ils se lavaient doucement à tour de rôle, puis le petit déjeuner. Pendant tout ce temps, Diane s'est détendue dans l'une des très confortables - et très grandes - robes en tissu éponge d'Andy, tout comme lui. Tout dans la matinée était relaxant, ils regardaient les nouvelles du matin, parlaient, puis il la ramena dans la chambre avant le déjeuner où il la gâta avec un massage sur tout le corps. De toute évidence, il était conscient du stress qu'il avait fait subir à son corps et du fait que ses muscles étaient tous très douloureux. Le faire travailler sur son corps avec des huiles de manière non sexuelle était en soi un peu excitant ... cependant, elle n'était certainement pas prête à commencer le sexe. Ne sachant pas quand l'humeur pourrait le frapper à nouveau, elle voulait se reposer au maximum avant, laissant son corps récupérer. Si elle commençait quelque chose, qui sait quand ses parties de corps pauvres et douloureuses pourraient avoir une pause. Et le massage était merveilleux en soi.

Cet après-midi comportait un simple déjeuner sur son porche arrière, puis du temps passé dans son jacuzzi - nu bien sûr. Toujours pas de sexe pour le moment, mais il jouait constamment avec son corps, le touchant, le massant et le taquinant... et elle commençait enfin à explorer le sien. Dans le jacuzzi, il la laissa prendre le contrôle pendant un moment, et elle put s'embrasser, se blottir et sentir partout, et finalement tenir sa bite très dure dans ses mains, la frottant de haut en bas pendant qu'il gémissait. Avant qu'il ne puisse se mettre à jouir, il l'a fait sortir du jacuzzi et ils ont regardé un porno dans sa tanière. Pour la première fois, elle a pu utiliser ses mains pour toucher ses couilles et sa bite tout en lui faisant une pipe. C'était un régal de pouvoir le toucher avec ses mains, de pouvoir s'éloigner de sa bite et d'aspirer ses tétons dans sa bouche... une astuce qui révélait qu'il y était très sensible. Il s'est juste assis et s'est détendu, jouant avec ses seins pendant qu'elle rampait sur lui pour explorer.

Finalement, elle reprit sa bite dans sa bouche, ravie qu'il l'ait laissée avoir un tel règne avec son propre corps - mais sans jamais lui laisser oublier qui contrôlait. À tout moment, il pouvait simplement l'attraper et tout serait de retour sur son plateau de jeu. L'illusion qu'elle avait le contrôle pendant un moment était très sexy, surtout sachant que c'était une illusion.

Elle prit ses couilles dans ses mains tout en glissant sa bouche de haut en bas sur son sexe, utilisant ses doigts pour chatouiller doucement cet endroit entre son cul et ses couilles ; elle appréciait les gémissements qu'il émettait et la sensation de ses mains parcourant ses cheveux, jouant avec. Poussant sa bouche de plus en plus loin dans sa hampe, elle a presque réussi à tout faire passer, passé son réflexe nauséeux et dans sa gorge, seulement deux pouces à parcourir et elle aurait toute sa bite dans sa gorge, et l'aurait fait tout seul. Cependant, malgré tous ses vaillants efforts, elle ne pouvait pas obtenir plus de ces 8 pouces par elle-même, alors qu'Andy se rapprochait de l'apogée, les mains dans ses cheveux devenaient un peu plus rugueuses, déplaçant sa tête d'avant en arrière plus rapidement qu'elle ne l'aurait fait sur elle.

posséder. Pendant quelques instants, elle essaya de ralentir un peu le rythme, voulant le taquiner, mais l'effort fut bientôt abandonné ; elle n'était pas à la hauteur des mains puissantes tissées dans ses cheveux.

Très vite sa bouche engloutit toute sa bite, avec l'aide de ses poussées, ses mains étaient sur ses cuisses, se calant. Le rythme s'accéléra de plus en plus jusqu'à ce que ses mains poussent fermement sa tête dans son entrejambe, ses lèvres autour de la base même de sa bite tandis que la hampe commençait à palpiter dans sa gorge. Ses mains se resserrèrent autour de ses cheveux alors qu'il venait dans sa gorge, le sperme glissant dans son ventre, ses petites mains massaient ses boules pendant qu'il jouissait, ajoutant à l'intensité de la sensation. Juste avant qu'elle ne puisse commencer à paniquer à cause du manque d'air, il relâcha ses cheveux et elle put se retirer et respirer, tout en gardant sa bite dans sa bouche et en suçant pendant qu'elle se ramollissait. En le regardant alors qu'elle s'occupait de l'affaire en cours, elle sentit le plaisir l'envahir alors qu'il baissait les yeux et lui souriait, caressant doucement ses cheveux pour les remettre en place.

Ce soir-là, ils ont dîné chinois, puis il lui a dit qu'il avait quelque chose qu'il voulait qu'elle regarde. Quand il a allumé la télé, elle a rougi d' humiliation. C'était elle-même, dans la salle de bain au travail, en train de se masturber. Il a ri de son expression quand elle a réalisé ce qu'elle regardait, puis il l'a prise sur ses genoux et a commencé à la fesser - pas trop fort - tout en utilisant une main pour lui tenir la tête haute afin qu'elle doive se regarder à la télévision. Jour après jour, chaque moment où elle ne jouait pas avec elle-même avait été coupé, mais cela laissait définitivement beaucoup de films à regarder… pendant tout ce temps, il lui fessait régulièrement le cul. Au début, ça n'avait pas fait très mal, mais même s'il n'augmentait jamais l'intensité des coups, la continuité commençait à faire rosir son cul, et elle commença à se tortiller sur ses genoux, essayant de s'éloigner de la main réprimandante.

Claque... Claque... Claque...

Après ce qui a semblé des heures, la bande est finalement arrivée à sa fin, la vidéo d'elle se masturbant devant la porte de son bureau... quand la bande a finalement tourné , les deux paires de joues de Diane étaient rose vif.

Andy la tira pour qu'elle soit assise sur ses genoux.

« Je crois que nous ne ferons plus ça ? Il a demandé. Elle secoua énergiquement la tête, ne faisant pas confiance à sa voix. Une main descendit entre ses jambes et glissa les doigts autour de l'humidité qui avait coulé pendant la fessée.

"C'est à moi maintenant." Deux doigts glissèrent brutalement dans sa chatte.

"Et ceci est à moi." Un autre doigt glissa dans son cul, la faisant se cambrer et grimacer. "Et tu ne les toucheras plus à moins que je te le dise."

"Oui monsieur," Diane hocha la tête et agita ses hanches, essayant d'obtenir plus des doigts qui la taquinaient. Il sourit en regardant son corps réactif, se débattre, empalé sur ses doigts.

"Il est temps de monter."

Andy se leva et la renversa sur son épaule, la faisant crier. Alors qu'il commençait à monter les escaliers, il lui donna une gifle rapide tous les deux pas.

À son arrivée dans la chambre, Andy l'a jetée sur le lit, faisant rebondir douloureusement son cul rosé et elle a crié. Il sourit et s'allongea sur le lit à côté d'elle.

"Ici" avec un petit rire, "j'aimerais te voir faire une partie du travail."

Un regard hésitant, une incertitude, puis elle bondit en avant, impatiente de poursuivre ses explorations dans la chambre. De la bouche et des doigts, elle parcourut son corps, trouvant les parties qui le faisaient gémir. Posant son corps complètement sur le sien, et écartant ses bras et ses jambes, elle fut amusée de voir la différence de taille entre eux.

C'était enivrant de voir ses petites mains légères caresser les muscles de son corps sombre, se délectant des poils crépus qu'elle rencontrait sur sa poitrine, ses jambes et sa tête. Se penchant pour un baiser, ses bras commencèrent finalement à s'enrouler autour d'elle, attirant son corps près du sien, ses seins s'aplatissant sur sa poitrine fortement musclée et ses jambes s'étendant sur ses hanches. Se reculant et positionnant son corps sur sa bite, elle a commencé la descente très lente. C'était beaucoup plus difficile de travailler sa bite toute seule, essayant de se forcer malgré la douleur qu'elle ressentait toujours. Alors qu'elle travaillait la tête dans sa chatte douloureuse, les mains sur sa poitrine pour l'équilibre, ses mains étaient derrière sa tête, la regardant avec une expression perplexe sur son visage. Il y avait le sentiment distinct qu'il tirait beaucoup d'amusement de ses grimaces et de ses efforts continus.

Après avoir travaillé les premiers centimètres, ce n'était pas aussi dur, et elle a commencé à faire glisser lentement son corps de haut en bas sur sa bite, se taquinant avec la tige dure. Des yeux remplis de plaisir clignèrent vers l'homme qui la regardait chevaucher sa perche, l'expression sur son visage permettait presque de croire qu'il était un observateur extérieur, la regardant juste se faire plaisir plutôt que de participer à l'acte. Et d'une certaine manière, il ne participait pas, c'était presque comme si elle se masturbait, c'était juste que la bite en elle se trouvait être attachée à un homme. Cette pensée la rendit encore plus humide, et elle commença à glisser plus rapidement, gémissant en pétrissant les muscles de sa poitrine avec ses mains, elle glissa de plus en plus vite, et elle commença à ajouter un petit mouvement de frottement à chaque fois qu'elle touchait le fond, frottant son clitoris contre son aine.

Montant et descendant, elle a poussé le gros outil dans et hors d'elle, s'oubliant elle-même, elle a commencé à frotter et à caresser ses propres seins, en pinçant ses mamelons. Avec sa tête rejetée en arrière, ses seins poussés et pincés, et le balancement séduisant de ses hanches alors qu'elle le chevauchait, c'était une démonstration érotique qu'Andy appréciait énormément. Chevauchant vers l'orgasme, Diane a commencé à crier son nom.

Alors que son orgasme faisait fléchir et palpiter sa chatte autour de sa bite, Andy l'a attrapée par les hanches et l'a rapidement retournée sur le dos, sans jamais quitter sa chatte spasmodique. Quand elle était sur le dos, pleurant et gémissant toujours son achèvement, il a commencé à pomper ses hanches, la transperçant encore et encore avec sa bite, elle a crié son plaisir alors que le mouvement renouvelé l'envoyait sur une vague d'orgasme plus élevée. Il a chuchoté son nom dans ses cheveux alors qu'il rentrait chez lui pour sa propre finition, sa bite spasmant à l'intérieur d'elle une fois de plus, sa chatte le massant et le traire, tirant presque les giclées de sperme de son corps.

Quand il s'est retiré d'elle, il a récupéré leurs jus combinés de sa chatte avec son doigt et l'a porté à ses lèvres. Docilement, Diane ouvrit la bouche et prit l'offrande, se souvenant de la promesse de ses paroles plus tôt dans la semaine. Leur goût était sexy dans sa bouche.

À un moment donné cette nuit-là, Andy a roulé et Diane s'est réveillée avec son mouvement; elle roula sur elle-même, mettant son bras autour de sa taille et se blottissant contre lui. C'était tout aussi intime que la nuit précédente où ils avaient dormi dans la position exactement opposée.

Le matin, Andy semblait savoir qu'elle avait beaucoup trop mal pour continuer toute activité impliquant l'insertion. Au lieu de cela, après le petit déjeuner, il l'allongea doucement sur la table de la cuisine et commença à la lécher et à la caresser, et commença finalement à la manger. Ce n'était pas une surprise, pour elle en tout cas, qu'il soit l'homme le plus doué qui ait jamais mis sa tête entre ses jambes. Andy aimait lui faire plaisir avec sa langue, la regardant se cambrer et frissonner au contact de sa langue. Sa langue douce semblait apaiser toute la douleur qui avait été compilée et endurée au cours du week-end. Quand elle est enfin arrivée, ce fut tout en douceur et en merveille.

Ensuite, il l'a renvoyée chez elle, lui rappelant qu'elle ne devait pas se toucher à moins qu'il ne le lui ordonne donc... ça n'avait pas d'importance. Trempée dans la baignoire cette nuit-là, elle a reconnu qu'elle avait bien trop mal pour penser à se faire ça. Même si l'idée qu'il lui fasse ça la faisait mouiller un peu.

Cette nuit-là, elle se coucha contente même si elle était seule, et elle se demanda ce que la semaine prochaine lui apporterait.

Chapitre 4

Lundi matin, la salutation d'Andy comprenait une caresse du sein très douloureux de Diane, il lui a souri quand elle a grimacé mais n'a pas exprimé de plainte.

"Venez me voir dans mon bureau dans quelques minutes." Elle hocha la tête, termina ce qu'elle était en train de faire et entra.

Plus souriant à son inquiétude évidente, "Ne t'inquiète pas petite fille, je savais que tu ne ferais rien de trop fort aujourd'hui, je veux juste commencer à préparer quelque chose pour ce week-end." Son sourire est devenu un rictus. "Viens et penche-toi sur le bureau."

Apparemment, le bureau vide auquel elle avait été attachée la semaine dernière allait être un élément permanent de son bureau, Diane se pencha avec précaution, laissant son cul en l'air. Habilement, des mains expérimentées ont relevé sa jupe, un plug anal lubrifié a été lentement mis en place. Ça faisait mal, mais parce que son cul n'était pas aussi douloureux que le reste d'elle, les choses n'allaient certainement pas aussi mal qu'elles auraient pu l'être... et après avoir réfléchi un instant, elle a décidé que la préparation avant ce week-end serait ' pas mal du tout. Mettre sa bite dans sa chatte avait été assez difficile en soi, essayer de la faire pénétrer dans son trou beaucoup plus petit sans rien y mener n'était pas une pensée attrayante. Une fois le plug anal bien en place, elle a été renvoyée de son bureau pour retourner au travail.

Cependant, le travail n'était pas exactement facile aujourd'hui. Tout la distrayait, la douleur dans ses muscles, la plénitude (et l'inconfort de s'asseoir sur le plug anal) dans son cul, les regards entendus constants qu'elle recevait de Juan, ou les incursions occasionnelles d'Andy dans et hors de son bureau. Mardi s'est passé à peu près de la même manière, les deux jours, elle a fait beaucoup moins de travail que d'habitude. À la fin de la journée de mardi, Andy l'a avertie qu'elle devait reprendre sa performance et l'a prise sur ses genoux pour 10 fessées d'avertissement et lui a dit que la prochaine fois, ce serait 20.

Mercredi matin, elle est venue déterminée à faire mieux… Cependant, en plus du plug anal, Andy a également glissé un gode dans sa chatte pendant ce qui était devenu presque un rituel matinal. Apparemment, il n'allait pas lui faciliter la tâche pour améliorer ses performances… après plusieurs jours de presque aucune activité sexuelle, elle se sentait très excitée, et pas du tout endolorie. Pourtant, elle était déterminée à ne pas lui donner d'excuse pour lui donner une fessée à la fin de la journée. Malgré les distractions, elle a beaucoup mieux travaillé toute la matinée. Après l'heure du déjeuner, Diane était confiante dans ses capacités à rattraper le travail qu'elle n'avait pas fait les deux jours précédents.

Malheureusement, elle ne savait pas qu'Andy prévoyait un week-end plus difficile pour elle. Le travail qu'il lui avait donné pour la semaine n'était pas vraiment important (pas qu'elle en soit consciente) parce qu'il voulait qu'elle prenne du retard. Le week-end dernier avait été une introduction au plaisir, ce week-end serait davantage une introduction aux punitions auxquelles elle pouvait s'attendre chaque fois qu'elle ne pouvait pas respecter les normes. Il était devenu assez attaché à elle, mais si elle voulait vraiment avoir une relation avec lui, ils avaient tous les deux besoin de savoir jusqu'où ils pouvaient aller ensemble.

Environ 15 minutes après le déjeuner, Diane travaillait plus fort que d'habitude - déterminée à rattraper son retard - lorsque le gode dans sa chatte s'est animé. Elle sursauta aux vibrations inattendues puis se mordit la lèvre de plaisir. Environ cinq minutes plus tard, le gode s'est brusquement arrêté et elle s'est rendu compte qu'elle était juste assise là, à ne rien faire pendant qu'il bourdonnait. Il lui vint à l'esprit que c'était un stratagème d'Andy pour voir qu'elle n'avait pas fini tout son travail à la fin de la journée. Furieuse, elle a recommencé à travailler, et quand le plug dans son cul a commencé à bourdonner 10 minutes plus tard, elle a essayé de s'en sortir. Quand cela a recommencé, elle a dû refaire une grande partie du travail qu'elle venait d'essayer de faire. Serrant les dents, elle travailla tout l'après-midi et malgré le bourdonnement.

Une seule autre fois, elle a été distraite... environ une heure avant la fin de la journée, Juan est entré dans la pièce principale et a commencé à travailler sur quelque chose à son bureau. Ce n'était pas si inhabituel, même s'il n'était là qu'une fois toutes les deux semaines. Quelques minutes après qu'il se soit assis pour travailler, son cul et sa chatte ont commencé à bourdonner, mais c'était sur une vibration beaucoup plus faible que toute la journée. Cela n'aurait pas été aussi distrayant si ce n'était qu'elle craignait maintenant que Juan remarque qu'il se passait quelque chose. Toutes les deux minutes, les vibrations montaient à un niveau supérieur, la faisant se tortiller sur son siège. Juan la regardait du coin de l'œil, elle se mordit la lèvre et cessa de se tortiller. Quelques minutes plus tard, ce fut un court gémissement qui le poussa à la regarder, quand les vibrations atteignirent finalement leur plus haut niveau, elle cessa même de remarquer qu'il regardait, et s'agrippa à son siège et serra les dents pour maintenir le niveau de bruit bas. alors qu'elle est venue.

Elle haleta en redescendant sur terre et gémit à nouveau en réalisant qu'il ne lui restait que 15 minutes pour terminer son travail. Heureusement, plus aucune interruption n'est venue. La quantité de travail effectué était supérieure à ce qu'elle avait été l'un ou l'autre des jours précédents, mais toujours pas aussi bonne qu'elle aurait dû l'être. Soupirant de résignation, elle entra dans le bureau d'Andy. Même s'il avait inventé la raison pour laquelle elle n'avait pas fait tout son travail, elle était sûre qu'il ne voudrait pas entendre cela comme une excuse. Vingt fessées ce jour-là, avec l'avertissement que si elle ne s'améliorait pas, non seulement elle en aurait trente demain, mais elle devrait finir tout le travail vendredi, sinon ce week-end lui servirait d'exemple pour expliquer pourquoi elle devait faire son travail rapidement.

En sortant, il lui a également rappelé qu'elle ne devait pas jouer avec elle-même. Cette nuit était une pure torture. Enfin totalement remise du week-end dernier, elle mourait d'envie de se toucher. Au lieu de cela, elle a pris une douche froide et regardé une liste de Schindler. Cela a définitivement tué sa libido pour la nuit.

Jeudi, c'était plus la torture. Il n'y avait qu'elle et Andy dans le bureau, ce qui signifiait beaucoup moins d'embarras d'être surveillé par Juan, mais cela signifiait aussi qu'elle avait besoin d'encore plus d'attention de la part d'Andy. Surtout parce qu'Andy avait ajouté quelque chose de nouveau aujourd'hui, plutôt que de simplement lui mettre un plug anal et un gode, il l'avait complètement déshabillée et avait noué une corde de soie douce autour d'elle, avec des nœuds descendant directement sur son dos et devant et plusieurs encerclant son corps . Une autour de son cou, une au-dessus et en dessous de ses seins et une sur ses hanches. Le bout de la corde traversa les lèvres de sa chatte et les joues de son cul, noué au-dessus de son clitoris et le pressant fermement. Ses vêtements étaient de retour sur tout cela, mais elle était parfaitement consciente de ce qui se cachait en dessous. Toute la journée, chaque fois qu'elle s'asseyait ou bougeait, il y avait une pression brutale sur son clitoris du nœud, ça la frottait... peu importait si l'un des vibrateurs se déclenchait, elle était déjà distraite.

Trois orgasmes ce jour-là. Trois orgasmes, trente fessées et l'annonce que vendredi soir, elle serait punie pour sa piètre performance... bien sûr, elle avait encore la possibilité de rendre samedi agréable si elle terminait son travail demain. D'accord, elle serra les dents, la vaste opportunité. Non seulement Juan travaillerait demain, mais elle était sûre qu'Andy trouverait une raison pour que Juan reste au bureau. Et même si elle ne pouvait certainement pas penser à quoi que ce soit d'autre qu'Andy pourrait mettre sur son corps pour la distraire, ce n'était pas une raison pour être assuré qu'il ne serait pas capable de penser à quoi que ce soit à lui faire.

Cette nuit-là, elle envisagea de jouer avec elle-même, mais elle n'était pas totalement sûre que \Andy ne serait pas en mesure de le dire. Se rappeler constamment que les orgasmes qu'elle avait eus en jouant avec elle-même n'avaient fait qu'aggraver les choses l'aidaient un peu. Se demander quel genre de punition il avait en tête pour ce week-end ne l'était pas. Pour se changer les idées, elle a commencé à toucher son cul avec ses propres doigts, se demandant comment elle allait jamais faire entrer quelque chose d'aussi gros que sa bite dans ce petit trou, même si elle s'était adaptée aux plugs anaux, il avait tout gardé d'entre eux plus minces à la base que sa bite ne l'était, et ils n'étaient pas aussi longs. Trois de ses doigts rentrent facilement, ce qui est encourageant. Peut-être que ça ne ferait pas si mal…

Elle a fini par passer la moitié de la nuit à parcourir des sites pornographiques en ligne. Regarder des filles pousser des godes de taille impossible et des "bites monstrueuses" dans leurs culs signifiait qu'elle devrait probablement être capable de mettre la bite d'Andy dans la sienne. Après tout, il était grand, mais il n'était pas si grand comparé à ce qu'elle regardait en ce moment, ça pourrait faire mal, mais au moins elle savait qu'il n'essayait pas quelque chose d'impossible. Puis vinrent les sites de bondage et BDSM. Il y avait certainement des choses qu'elle n'avait jamais envisagées - bien qu'elle ait vu quelques photos du genre de bondage à la corde qu'Andy lui avait fait subir. Cela venait apparemment du Japon. Les rangées et les rangées de jouets qu'elle a trouvés à vendre l'ont rendue un peu nerveuse, à la fois à propos de vendredi et du week-end à venir. Qui savait quel genre de stock Andy avait, seuls les jouets avec lesquels elle s'était déjà familiarisée faisaient honte à sa collection - tout ce qu'elle avait était un gode, un vibromasseur et des huiles de massage.

À 2 heures du matin, elle s'est rendu compte qu'elle avait besoin de dormir, surtout si elle voulait rattraper le travail perdu. Être au lit n'aidait pas nécessairement, elle tourna et se retourna pendant au moins une heure. L'imagination pourrait être une chose si dangereuse.

Vendredi, c'était la torture. Juan était au bureau et a profité de nombreuses occasions pour la regarder et sourire. Andy avait pris sa veste le matin, et tout ce qu'elle avait était son chemisier très transparent (et malheureusement l'un de ses plus serrés), en dessous duquel se trouvait la corde, nouée de la même manière. La corde au moins n'était pas clairement visible, mais Andy avait également retiré son soutien-gorge et attaché deux pinces à tétons, ce qui signifiait que ses mamelons dépassaient. Il lui a dit qu'elle devait les faire tourner toutes les 20 minutes pour ne pas se blesser, mais elle n'était pas autorisée à aller aux toilettes pour le faire. Au lieu de cela, toutes les vingt minutes, Juan avait une vue libre d'elle atteignant son chemisier pour couper ou déclipser ses propres mamelons. Les pinces n'étaient pas du tout serrées, juste une pression constante, mais l'après-midi, cela signifiait aussi qu'elle se frottait les seins à chaque fois qu'elle les enlevait, car même avec la légère pression, ses mamelons devenaient douloureux. Serrant les dents, elle espérait que Juan avait apprécié le spectacle.

Étonnamment, Andy n'avait pas activé les vibrateurs trop souvent. Peut-être qu'il était juste occupé. Ou peut-être savait-il qu'il n'en avait pas vraiment besoin, elle devait perdre du temps à déplacer les pinces, plus le fait que ses mamelons devenaient de plus en plus gênants à chaque minute. Dans l'après-midi, cela a changé certains. Les vibrateurs se sont allumés pendant quelques très longues périodes, mais dans des réglages très bas. Toujours assez pour qu'elle puisse au moins cacher son excitation à Juan, même si cela la distrayait mentalement.

A quatre heures, la situation était désespérée. Il ne restait qu'une heure et il était hors de question qu'elle finisse à temps. Les vibromasseurs étaient allumés depuis 45 minutes et elle commençait à transpirer avec son besoin de libération.

Andy entra dans la pièce, fit le tour de son bureau et commença à examiner le travail qui avait été fait et le travail qui restait à faire. Sourire lent à son visage suppliant.

"Vous ne pouvez pas finir cela à temps", a-t-il déclaré. Elle secoua la tête. "Alors ce week-end, tu vas devoir être puni." Regard surpris d'Andy, surpris qu'il parle si librement devant Juan... qui apparemment n'a rien vu d'anormal. Il les regardait avec un visage presque sans expression. Diane regarda Andy , troublée. Andy la regarda sévèrement.

"Agenouille-toi. Tu es visiblement gêné que Juan soit là, alors ta punition peut commencer maintenant."

Lentement, humiliée mortifiée, elle s'agenouilla. Il attacha ses poignets ensemble autour de son dos, déboutonnant sa chemise et la repoussant de ses épaules pour qu'elle soit seins nus, ses mamelons durs et roses d'avoir les pinces sur eux toute la journée. Diane ferma les yeux sous le regard brûlant de Juan.

"Ouvre tes yeux." La supplication les remplit alors qu'elle regardait Andy. Il avait dézippé son pantalon et sa bite semi-dure était devant elle. Démission... et soumission. Diane ouvrit la bouche et engloutit sa bite, suçant lentement, taquinant avec sa langue à mesure qu'elle grandissait. Sentir les yeux de Juan observer chacun de ses mouvements. Il lui vint à l'esprit qu'elle n'était pas obligée de faire ce qu'Andy lui disait de faire... mais elle le voulait. Suivre ses ordres même lorsqu'il repoussait ses limites l'excitait. Les yeux de Juan sur eux ont commencé à se sentir un peu sexy, elle espérait qu'il appréciait le spectacle. Alors que la bite d'Andy remplissait sa bouche, il commença à bouger d'avant en arrière, les mains libérant habilement ses cheveux pour que ses doigts puissent s'emmêler dans ses boucles. Tout allait beaucoup plus vite qu'elle n'en avait l'habitude, il commençait déjà à pomper dans sa gorge.

"Je vais commencer notre week-end maintenant." Pompage. "Vous voyez, j'avais l'habitude d'avoir des filles dans et hors du bureau tout le temps. Des épouses ou des copines d'amis et de leurs connaissances qui avaient besoin d'un peu de discipline. Vous avez remarqué les femmes qui venaient ici... puisque vous avez prouvé soyez si disposé à les remplacer pour moi, je ne les ai pas eus. Vous avez été une si bonne fille, sauf cette semaine, mais c'est à prévoir. J'ai juste quelques questions auxquelles vous devez répondre.

De grands yeux le fixaient, pleins de ses propres questions, sa langue fouettant son sexe.

« Voulez-vous continuer à les remplacer ? Continuez comme nous avons commencé ? Hochement de tête frénétique, même si elle aurait crié oui si sa bouche n'avait pas été pleine. Il n'y avait rien qu'elle voulait plus. Tout ce qu'elle avait traversé avec lui avait été plus merveilleux qu'elle ne l'aurait jamais pensé, et cela remplissait quelque chose en elle qui avait toujours été vide. Une partie de ses désirs qu'il avait touchés et comblés. D'une certaine manière, elle en avait besoin, de tout ce qu'il pouvait lui donner.

Il lui sourit, sa voix presque un ronronnement. "Je suis si heureux d'entendre cette petite fille."

Dernier plongeon dans sa gorge, tenant sa tête serrée contre son entrejambe alors qu'il renversait sa charge. Déglutissant avidement, elle redevint consciente du regard intense de Juan. Cela la mettait mal à l'aise, mais après tout, elle venait d'accepter de faire ce qu'Andy voulait, et apparemment il voulait que Juan puisse regarder. La prise sur sa tête a diminué et elle a doucement léché la bite qui se ramollissait dans sa bouche.

Juan fit un signe de tête à Andy et quitta la pièce, probablement pour aller se branler. Diane se sentait incroyablement embarrassée et pourtant tout aussi excitée qu'avant. Mais Andy semblait excessivement satisfait d'elle et cela la fit se sentir beaucoup mieux.

Cela n'a cependant pas diminué sa punition. Ils descendirent jusqu'à sa voiture, elle telle qu'elle était : cheveux défaits, chemisier autour de la taille et des poignets, seins pendants libres de chaque côté de la corde de bondage, et poignets

attachés derrière le dos.
Sur le chemin du retour, ils sont passés devant un 18-roues, et Andy a ralenti à sa vitesse afin que le camionneur puisse bien voir son état exposé. Elle a rougi et a gardé la tête baissée - jusqu'à ce qu'Andy allume ses deux vibromasseurs à fond, la faisant jouir après une journée de taquineries. Le camionneur a eu tout un spectacle de spasmes et de soulèvements sur le siège jusqu'à ce que son orgasme se calme. Alors qu'ils s'éloignaient, il appréciait le klaxon.

Chapitre 5

Diane était attachée sur un cheval dans le sous-sol d'Andy, en sueur. Complètement nu, le cheval était assez large pour supporter tout son poids, et assez long pour qu'elle pût reposer sa tête dessus ; juste à la hauteur des hanches d'Andy, son aine était sur le bord de la fin. Les jambes et les mains y étaient attachées et ses seins semblaient écrasés à plat, mais au moins il avait retiré la corde de servitude. Andy l'avait quittée il y a un moment, mais elle avait beaucoup à voir. Avant de la laisser là-bas, il lui avait dit de bien regarder autour d'elle pendant qu'elle le pouvait, car plus tard, elle aurait probablement son attention sur d'autres choses. Sur les murs, il y avait des fouets et des pagaies, des cravaches, des chatouilleurs et des longueurs de corde. Il y avait des étagères avec divers godes, sondes, plugs anaux et d'autres objets qu'elle pouvait voir mais qu'elle ne pouvait pas distinguer. Outre le cheval sur lequel elle était attachée, il y avait aussi un grand cadre en bois, un crochet au plafond avec une chaîne qui pendait, une sorte de harnais ou de balançoire et une autre structure. Il était à peu près de la même hauteur et de la même longueur que le cheval sur lequel elle se trouvait, mais était beaucoup plus fin, et la partie supérieure ressemblait à un triangle, mais lisse et arrondie au lieu d'être pointue. Elle n'avait aucune idée de ce que c'était et se demandait si cela n'avait peut-être rien à voir avec elle. Bien que cela semblait peu probable avec à peu près tout le reste dans la pièce étant manifestement pour elle.

Elle se tortilla mal à l'aise, se demandant combien de temps il faudrait avant qu'Andy ne revienne. Au moins, il l'avait laissée aller aux toilettes avant de l'attacher, mais plus il la laissait réfléchir, plus elle imaginait ce qu'il pourrait lui faire. Et plus elle est excitée. Bien qu'elle soit également devenue plus nerveuse et anxieuse. Il avait sorti les godes, mais cela la rendait vraiment vide, et d'une certaine manière plus mal à l'aise parce qu'elle s'était tellement habituée à la sensation d'être rassasiée. Pourtant, sa bouche était pleine. Un nouveau type de bâillon avait été placé dans sa bouche, il avait la forme d'un petit pénis et mesurait environ 3 pouces de long, couvrant sa langue mais ne s'approchant pas du fond de sa gorge.

Les pensées tournaient dans sa tête. Lorsqu'ils étaient rentrés pour la première fois, Andy lui avait fait remplir une feuille qu'il avait en sa possession qui énumérait les activités érotiques et lui avait demandé d'indiquer ce qui l'intéressait, ce qu'elle n'avait jamais fait et ce qu'elle ne voulait absolument pas faire. Heureusement, elle avait découvert qu'il n'avait pas non plus de goût pour certains actes déviants, et que certaines choses ne devaient servir qu'à la punition (pas très consolant quand elle savait que ce week-end allait surtout consister à payer ses transgressions de la semaine .). Pourtant, la liste lui avait réservé quelques surprises, et elle était curieuse de voir comment tout serait mis en œuvre. Elle n'était pas non plus sûre de sa bravoure en disant oui à des choses comme être fouettée et recadrée, maintenant qu'elle avait le temps de contempler les instruments réels. Mais elle n'avait pas voulu qu'il soit déçu par elle, alors elle avait dit oui à tout ce qu'elle pensait pouvoir au moins supporter, même si cela ne lui plaisait pas forcément.

Enfin (ce n'était en fait qu'environ 20 minutes, mais pour Diane, cela ressemblait à au moins une heure) Andy est revenu, ne portant rien d'autre qu'une robe de soie noire qui pendait jusqu'à ses genoux, ondulant autour de lui alors qu'il marchait. Diane fredonna son plaisir à sa vue, mais perdit rapidement son sentiment de joie alors qu'il la regardait, puis tendit la main pour décrocher une pagaie du mur.

"Aujourd'hui, vous n'avez pas rattrapé votre retard. Toute la semaine, vous avez travaillé à un rythme bien inférieur à ce dont vous aviez besoin. Comme promis, je vais vous punir pour cela. Si vous êtes une bonne fille et que vous subissez votre punition, alors vous serez récompensé." Diane s'est juré qu'elle serait bonne... quoi que cela implique. Pas seulement pour la friandise promise, mais aussi parce qu'elle ne voulait pas qu'il décide qu'elle ne valait peut-être pas la peine d'être avec elle. Le décevoir serait terrible.

BATTRE!

La pagaie lui a touché le cul. BATTRE! BATTRE! BATTRE! Elle sursauta alors qu'il couvrait toute la zone de ses fesses. Ça faisait plus mal qu'elle ne l'avait pensé, mais elle sentait qu'elle supportait courageusement. Avoir une fessée à la fin de chaque journée au travail avait probablement aidé. Après 35 coups avec la pagaie, elle avait commencé à crier derrière son bâillon, même si les coups étaient répartis sur tout son cul, chaque coup commençait vraiment à être intelligent. Au moment où il a atteint la fin - 50 ans -, il avait l'impression que son cul était en feu et des larmes coulaient sur son visage. Une main douce caressa son cul brûlant.

"C'était une très gentille petite fille", chantonna-t-il en lui caressant les fesses d'une main douce. "Tu devrais voir la couleur de tes fesses, un joli rouge cerise." Un doigt a glissé pour remuer le jus de sa chatte et elle s'est rendu compte que la dure fessée l'avait rendue très humide.

Alors que ses doigts commençaient à violer sa chatte, son autre main commençait alternativement à caresser et à tapoter légèrement son cul rougi, la combinaison de douleur et de plaisir la faisant haleter, se contracter et gémir. Puis elle se raidit lorsque les doigts dans sa chatte commencèrent à transférer une partie du jus de sa chatte dans son cul, le remplissant d'humidité. Plus de rires à son inconfort.

"Si j'étais toi, j'essaierais de me détendre un peu. Je t'ai dit ce que nous faisons ce week-end et cela n'a pas changé juste parce que tu es puni." Son corps tremblait et son anus se serrait et se desserrait alors qu'il poussait lentement un gros doigt dans son territoire vierge.Alors qu'il pompait son doigt dans et hors de son cul, sa chatte fuyait de plus en plus et elle bénissait les plugs anaux qu'elle avait portés toute la semaine. , bien que comparés à ceux qui se trouvaient sur les étagères, ceux qu'il avait utilisés sur elle n'avaient pas été particulièrement gros . eux, et se tortilla, essayant de soulager la pression sur son trou du cul. L'étirement était si bon, la légère brûlure ajoutant à la sensation érotique. Puis il sortit les deux, et elle put entendre la robe glisser sur le sol à côté d'eux, le sentir se déplaçant derrière elle ; elle se tendit en anticipant l'assaut sur son deuxième trou.

Au lieu de cela, il a poussé rapidement dans sa chatte, sentant son pouls serré autour de sa bite lors de l'invasion inattendue. Il caressa d'avant en arrière, une main tenant le lubrifiant qu'il avait sorti de la poche de sa robe avant d'enlever sa robe, alors que sa chatte humide agrippait sa bite, il étala le lubrifiant sur ses doigts et les repoussa en elle. cul serré. Diane frissonna et gémit, se retournant contre lui, toujours effrayée de perdre sa virginité anale mais appréciant le sentiment qu'il était en elle.

Puis il s'est retiré de sa chatte et a répandu plus de lubrifiant sur toute la longueur de sa queue, se mélangeant avec le jus de sa chatte. Avec ses mains sur ses hanches pour la tenir, il aligna la large tête de sa bite contre son trou plissé et commença la lente poussée vers l'avant, poussant à peine puis s'éloignant, avant de pousser à nouveau, un peu plus cette fois. Elle pouvait sentir son cul s'ouvrir et se fermer, puis cela ressemblait à une longue poussée, et son cul brûlait lorsque la tête apparaissait, son anneau serré se refermant autour d'elle. Arquant le dos et mordant fort le pénis en caoutchouc dans sa bouche, elle essaya de faire face à la douleur.

Ça faisait plus mal qu'elle ne le pensait, après tout l'étirement de ses doigts et des plugs anaux... elle se sentit plus large et plus pleine que jamais, et il n'avait que la tête dedans. Il la maintint en place, laissant son cul ondule et se serre, massant la tête de sa queue alors qu'elle s'adapte à l'intrus. Lentement, de manière angoissante, il commença à scier sa bite d'avant en arrière, poussant à chaque fois un demi-pouce de plus, même si elle commençait à s'habituer à la circonférence, la nouvelle longueur la remplissant la faisait se tortiller et crier à chaque fois. L'inconfort brûlait, mais la pleine sensation de son cul rendait sa chatte humide et ses entrailles étaient chaudes et pétillantes. Le voir prendre sa dernière frontière était incroyablement intime et excitant, et elle ne pouvait pas nier que la douleur l'excitait davantage. Enfin, ses hanches étaient contre son cul, elle haletait derrière le bâillon, se sentant bourrée et trop pleine.

Soudain, Andy reposa tout son poids sur elle, enfonçant sa bite encore plus loin dans son cul et la faisant haleter. Il frotta légèrement son corps contre le sien, la faisant grimacer alors qu'il frottait la chair rougie du cul et que sa bite rebondissait contre ses entrailles.

Son cul se resserra et se détendit autour de sa bite, spasmodiquement, l'ajout de son poids sur elle rendant les sensations encore plus prononcées. Se délectant de l'étroitesse de son cul, il se souleva finalement d'elle, pour commencer le pillage régulier de son trou formellement vierge. Pour Diane, c'était une nouvelle douleur et un nouveau ravissement alors qu'il commençait à aller et venir dans son cul, la chaleur et la friction lui faisant brûler l'intérieur d'inconfort et de chaleur.

Tout semblait prendre une éternité, le pompage régulier dans son cul, accentué par l'ondulation agréable dans sa chatte... La tête de Diane était remplie d'images de ce à quoi sa bite devait ressembler, enfoncée dans ce trou incroyablement petit, l'étirant impitoyablement et l'utiliser pour le plaisir. Elle arqua le dos et serra les muscles de son cul, essayant de se resserrer pour lui donner plus de plaisir, et fut récompensée par un halètement et un tremblement de sa part. Cela lui faisait aussi mal, et elle ne pouvait pas le garder très longtemps, mais toutes les deux minutes, elle se serrait à nouveau et sentait son arbre pousser son chemin brûlant dans son cul, la faisant se tordre sur son bâton.

Elle était allongée docilement devant lui, son cul acceptant les longs coups de sa bite et le saisissant encore et encore alors qu'il plongeait chez lui. Au fur et à mesure que ses mouvements devenaient plus forts, ses couilles ont commencé à claquer contre sa chatte écartée, rebondissant sur son clitoris. Diane frissonna et repoussa, ignorant les crampes alors qu'il commençait à pousser plus fort, répondant aux mouvements de son corps. Sa main glissa entre ses jambes pour frotter contre sa chair humide et avide, ses doigts encerclant son bourgeon, et elle cria son orgasme alors qu'il frottait fermement sur le nœud sensible, le cul se resserrant alors qu'elle se crémait. Andy a poussé fort en elle et a reposé son poids sur elle. Sa bite était énorme en elle, plus longue et plus large, et elle se serra fort de surprise à la poussée soudaine, son corps se convulsant d'extase, son cul plein et son clitoris engorgé se combinant pour l'envoyer en spirale vers l'accomplissement. Sa bite a explosé dans ses entrailles, pulsant et poussant, elle pouvait en fait sentir chaque jet de sperme qui pénétrait dans son trou du cul défloré, apaisant la chaleur avec son humidité.

Quand la dernière goutte avait été déposée dans son cul, Andy laissa sa bite se ramollir jusqu'à ce qu'il se redresse enfin et laisse doucement sa bite glisser de son trou ravagé.

"Alors petite fille", lui a-t-il demandé en la libérant de l'esclavage. "Tu aimes être prise dans le cul ?"

"Oui Monsieur," dit Diane d'une voix rauque. Son cul palpitait alors qu'elle se levait et du sperme coulait sur sa cuisse.

Il la porta à l'étage jusqu'à la salle de bain, la laissant s'occuper d'elle-même pendant qu'il allait dans une autre pièce et se lavait. On s'amusait beaucoup à ses dépens lorsqu'elle devait s'asseoir pour manger, ses chaises n'étaient pas trop rembourrées.

Pour le dessert, elle lui fit une pipe, longue et lente, essayant d'être la plus séduisante possible. Il l'a juste regardée sévèrement après et lui a dit que parce qu'elle avait été une si mauvaise fille toute la semaine qu'elle allait être punie demain aussi, peu importe à quel point elle était mignonne ou séduisante avant. Cette nuit-là, il lui a attaché les bras au-dessus de la tête - pour l'empêcher de jouer avec elle-même pendant la nuit, a-t-il dit - et a joué paresseusement avec ses seins, la rendant toute chaude et amplifiée, avant de s'endormir, une main couvrant toujours sa poitrine. Diane est restée éveillée beaucoup plus longtemps après s'être endormie, essayant de se frotter les jambes sans bouger suffisamment pour le réveiller. Finalement, épuisée, elle s'endormit sans son orgasme. Évidemment, cela faisait partie de sa punition.

Samedi matin, Diane s'est réveillée en voyant Andy grimper sur elle, écartant ses jambes avec ses mains. Elle haleta et tendit la main pour le toucher... seulement pour être retenue par les douces menottes de ses poignets qui étaient attachées à sa tête de lit. Les activités d'hier avaient fait des ravages sur son corps et elle ne l'avait même pas senti manipuler son corps en position. Gémissant, elle grimaça alors que sa bite se pressait contre son cul endolori, gonflé par la défloration d'hier.

Mettant sa main entre ses jambes, il frotta sa bite de haut en bas sur sa fente, la friction la faisant lentement mouiller. Avant qu'elle ne soit vraiment prête, il poussait son bois dur du matin à l'intérieur d'elle et elle haleta et écarta davantage les jambes, se tendant alors que son énorme bite l'étirait. Avec le strict minimum de lubrification, tout semblait tellement plus intense, la douleur dans les parois de sa chatte alors qu'elles se séparaient devant lui, la profondeur à laquelle sa bite plongeait en elle et le poids de lui sur elle.

À peine réveillée mais revenant rapidement, Diane frissonna et gémit alors qu'Andy la remplissait du réveil le plus érotique qu'elle ait jamais reçu. Ses mains tiraient sur la retenue alors qu'il faisait courir ses mains le long de son corps et jusqu'à ses seins, serrant les monticules mous avec ferveur alors que ses hanches commençaient à se balancer d'avant en arrière. Plantant fermement ses pieds sur le lit, Diane a utilisé l'effet de levier pour se relever vers lui, sa chatte avide l'aspirant. Bien que ses fesses et l'intérieur de son cul soient encore douloureux depuis la nuit dernière, sa chatte était au paradis. de plus en plus humide autour du puits de pénétration.

De doux cris de plaisir tombèrent de ses lèvres alors qu'Andy embrassait son cou, suçant fort et laissant des suçons sur sa peau crémeuse. Ses mains se tendirent pour tâtonner son cul endolori, ses doigts s'enfonçant dans ses joues. La douleur endolorie réchauffa le bas de son corps alors qu'il plongeait de plus en plus fort, la fendant alors qu'elle repoussait vers lui, le rencontrant coup pour coup.

« Oh… oh… » cria-t-elle alors que les dents d'Andy mordillaient sa clavicule. « Oh Andy… Oh Andy, je vais jouir ! »

En réponse, Andy lui a levé les fesses pour que seuls ses épaules, son cou et sa tête soient encore sur le lit, ses pieds suspendus de chaque côté de ses jambes, plongeant en elle à fond et appuyant fort contre sa chatte ouverte, la frottant et à terre contre lui. Les plans durs de son corps et la texture rugueuse des cheveux sur son aine ont créé la friction la plus incroyable, toute la longueur de sa bite rebondissant de haut en bas à l'intérieur d'elle et se pressant contre son point G, et

Diane a crié alors que son orgasme l'envoyait s'élevant encore plus haut, la stimulation de toutes ses parties les plus sensibles traînant son plaisir à un niveau d'extase presque douloureux.

Alors qu'elle se serrait et spasmait autour de lui, son corps luttant contre lui et ses seins rebondissant sur sa poitrine alors qu'elle se débattait, Andy gémit et donna une poussée courte et nette avant de répandre sa semence en elle. Le gonflement de sa bite et les impulsions subséquentes à travers la tige épaisse alors qu'elle jaillissait faisaient sangloter Diane de satisfaction sexuelle.

Avec précaution, il la redescendit sur le lit et se pencha pour donner un baiser à chacun de ses mamelons, toujours à l'intérieur d'elle. Diane le regarda avec des yeux satisfaits aux paupières lourdes.

"Bonjour ma petite," il lui sourit, appuyant ses hanches vers le bas.

"Très bonjour," répondit-elle, roulant ses hanches en réponse, puis frissonnant lorsque le mouvement envoya un spasme de plaisir résiduel à travers elle, entortillant littéralement ses orteils.

Il la laissa se rendormir, tandis qu'il se levait pour faire des "préparatifs".

Chapitre 6

Diane et Andy ont déjeuné en bavardant aimablement. Elle avait presque l'impression de vivre dans une sorte de zone crépusculaire ; ils étaient tous les deux nus dans une cuisine magnifique, elle avec un cul et une chatte très satisfaits, et rien dans l'un ou l'autre comportement ne suggérait que c'était autre chose que normal. C'était bon d'être comme ça. Elle se sentait plus complète et heureuse qu'elle ne l'avait été depuis qu'elle était toute petite. Il y avait quelque chose de rafraîchissant et de merveilleux dans le fait de n'avoir aucun contrôle réel, de ne pas avoir à réfléchir, de simplement suivre les ordres de quelqu'un d'autre. Elle se sentait vraiment libre pour la première fois de sa vie.

Après le déjeuner, elle ressentit du contentement lorsqu'il lui attacha les poignets devant elle et la prit dans ses bras pour la ramener au sous-sol. Andy était tout à fait content et ravi, avec la tête de Diane nichée avec confiance sur son épaule, sa conformité avec tout ce week-end, tout se passait comme il l'avait espéré.

"Ne te mets pas trop à l'aise," lui murmura-t-il à l'oreille, admirant les suçons qu'il avait laissés sur son cou ce matin-là. "Vous avez encore une punition à venir pour ne pas avoir terminé votre travail cette semaine."

Diane gémit, mais sans réelle peur ni mécontentement. Elle avait apprécié sa fessée la nuit dernière même si ça faisait vraiment mal quand ça se produisait. Andy gloussa, sentant le manque de tension dans son corps. Il était allé doucement avec elle la nuit dernière et il attendait avec impatience ce qui allait se passer. Ça allait être dur pour elle, mais c'était le but, et il savait qu'elle réagirait même si elle allait avoir besoin de temps pour récupérer après.

Ses punitions culmineraient sur le grand cheval triangulaire qu'elle avait remarqué la veille. Andy avait passé toute la semaine passée à arrondir le sommet et à le lisser pour éviter de vraiment la blesser. Pas qu'elle apprécierait ça non plus. Il la plaça dessus, une jambe de chaque côté, le haut arrondi écartant les lèvres de sa chatte et pressant dans sa fente. Rapidement, elle se pencha en avant pour pouvoir mettre tout son poids sur ses mains liées, ses gros orteils touchaient à peine le sol et elle ne pouvait pas mettre de poids sur ses pieds. Andy s'arrêta un instant ; il serait intéressant de voir combien de temps elle serait capable de se tenir debout, en enlevant la pression sur sa chatte. D'un autre côté, il ne voulait pas qu'elle tombe. Décision. Il leva ses bras au-dessus de sa tête et les attacha solidement à la longue corde suspendue au plafond. Diane gémit de douleur alors que le positionnement de ses bras forçait son poids corporel à reposer carrément sur le bois arrondi ajusté inconfortablement dans sa chatte.

Andy se tenait devant elle, l'air sévère.

« À partir de maintenant, vous finirez votre travail, peu importe votre distraction. Et je sais à quel point tu as apprécié ta fessée hier soir, c'est pourquoi ta punition aujourd'hui est tellement plus dure. Il tendit la main et caressa sa poitrine, elle se déplaça mal à l'aise sur le bois, essayant de trouver un moyen de soulager la pression écrasée sur sa chatte. Malgré l'inconfort, elle pouvait se sentir mouillée.

"Sois une gentille fille maintenant, ne fais pas de bruit." Diane hocha la tête. L'appréhension l'envahit alors qu'il se dirigeait vers le mur et ramassa un petit fouet en caoutchouc.

Commençant par gifler légèrement son corps, le fouet était presque agréable car les nombreux brins de caoutchouc enroulés autour de son corps piquaient légèrement mais agréablement, faisant rosir sa peau. Les gifles sont devenues légèrement plus dures, s'enroulant autour de son ventre, de sa taille et de ses seins. Plusieurs fois, il a frappé pour que les extrémités des mèches fouettent ses seins comme s'il les enveloppait pour frapper ses mamelons. Retenant ses gémissements, elle essaya de garder ses mouvements au minimum alors que le bois se pressait contre son centre, intensifiant les coups de fouet. La vitesse et l'intensité ont augmenté Andy a commencé à concentrer une grande partie des coups sur son cul et ses seins, les chauffant avec la sensation de picotement produite par le fouet.

Après que ses seins et son cul soient devenus rose vif et qu'il y ait eu de petites marques de fouet sur son ventre et son dos là où l'extrémité des brins de fouet avait frappé, Andy a raccroché le fouet et a ramassé une cravache. Diane haletait et brillait de sueur, sa chatte lui faisait encore plus mal que le reste de son corps et elle voulait désespérément descendre du bois.

"Tu étais une bonne fille, donc ça ne sera que 10 coups avec la récolte." il a souri. Malgré le gémissement qu'elle laissa échapper, elle ne put s'empêcher de sourire en retour, un frisson la traversa quand il lui dit qu'elle avait été une bonne fille. "Vous pouvez faire du bruit si vous en avez besoin."

C'était une bonne chose qu'il lui ait laissé cela ouvert, car au premier coup, elle a crié et secoué, ce qui l'a fait gémir de douleur alors que sa chatte était poussée plus fort sur le triangle qui s'y écrasait. .

CLAQUEMENT! Une autre bande, disposée en forme de X sur la première.

BAISER ! BAISER ! BAISER ! Cinq rayures ont été posées sur son cul, laissant des contours rouges et surélevés. Diane sanglotait et se tortillait, les rayures sur son cul brûlaient, la douleur lancinante dans sa chatte était repoussée pendant un moment, mais toujours présente.

Puis Andy s'est déplacé devant elle.

CLAQUEMENT! CLAQUEMENT! CLAQUEMENT! CLAQUEMENT!

Des cris éclatèrent d'elle alors que la récolte se déplaçait rapidement sur ses seins déjà roses. Il y a eu un court instant où Andy lui a permis de reprendre son souffle, puis THWACK !!!!! Elle a sauté et crié lorsque le plat de la récolte a frappé carrément ses deux mamelons, les faisant rougir et sortir sous le choc et la douleur. Elle haleta et se débattit alors que le saut soulevait légèrement sa chatte du bois, puis retombait dessus, écrasant les plis tendres des lèvres de sa chatte. Se tordant, ses cuisses se serrèrent contre le bois, essayant de se repousser.

Un bras fort s'enroula autour d'elle et la souleva légèrement et elle sentit quelques larmes couler sur son visage de soulagement, l'agonie lancinante dans sa chatte devenant encore plus apparente alors que les marques sur ses seins et ses fesses brûlaient. Diane bougea à peine tandis qu'Andy détachait ses mains de la corde au-dessus de sa tête en murmurant qu'elle était une gentille fille. Son corps glissa du cheval triangulaire dans ses bras, laissant derrière lui une tache très humide sur le bois où sa chatte s'était reposée. Des larmes coulaient de ses yeux fermés et chaque ligne de son corps tremblait d'épuisement. La portant sur la partie tapissée du sol, Andy l'allongea et embrassa ses lèvres alors qu'il commençait à déplacer sa bite dans sa chatte.

La pression brûlante qu'il a provoquée dans sa chatte déjà écrasée a réveillé un peu Diane, ses yeux se sont ouverts et elle a essayé de pousser le corps sur elle. Andy se contenta de rire de ses faibles tentatives pour le retirer et saisit ses poignets liés dans l'une de ses mains, les poussant au-dessus de sa tête alors qu'il glissait vers la maison. Se déplaçant lentement, prudemment, il enfonça chaque pouce de sa bite en elle, posant doucement son corps contre ses lèvres meurtries. Embrassant ses lèvres, il attendit de la sentir se détendre sous lui avant de commencer à pomper dans et hors de sa chatte maltraitée alors qu'elle gémissait et se tortillait sous lui. Ses mouvements ont commencé à prendre de la vitesse, frottant sur son clitoris écrasé et tirant habilement des sensations de plaisir hors de son corps qui protestait.

La douleur et le plaisir ébranlaient ses nerfs, elle se tordait sous lui alors qu'il se penchait sous les coups, des cris gutturaux de plaisir douloureux résonnant dans la pièce. Ses cuisses se serrèrent, essayant de le garder loin d'elle, mais il était beaucoup plus fort qu'elle et il s'avança. Les rayures sur son cul brûlaient alors qu'il était pressé contre le sol, ses lèvres de chatte blessées protestant à chaque fois que sa bite la remplissait et que son poids tombait contre elles. Et pourtant, la sensation de chaleur et de besoin se construit toujours entre ses jambes. Avant qu'elle ne le sache, Diane avait l'un des orgasmes les plus douloureux de sa vie, sa chatte écrasée et meurtrie forcée à son apogée par l'amour habile d'Andy.

Quand tous les deux se sont épuisés et que les sons des cris de Diane ont cessé de résonner sur les murs, Andy s'est soigneusement retiré de sa chatte et a baissé la tête pour l'embrasser. Gémissant même à ce léger contact avec ses régions inférieures trop étendues et sensibles, elle fut choquée qu'il ait même réussi à lui donner un orgasme. Mais elle se sentit heureuse lorsqu'il lui délia les poignets et lui caressa doucement les cheveux en lui souriant avec une sorte de fierté. Ce regard la remplissait de bonheur malgré les pulsations douloureuses de son corps ; elle avait été une bonne fille. Soupirant de contentement, elle grimaça alors qu'elle essayait de rapprocher ses jambes, et il la souleva doucement une fois de plus, un de ses bras se glissa pour s'enrouler autour de son cou.

À l'étage, Andy a répandu une pommade apaisante sur les rayures rouges causées par le recadrage, apaisant la douleur dans ses seins et son cul. Ils prirent un long bain ensemble, où il savonna doucement son corps, faisant attention à sa chatte meurtrie, et lava ses cheveux. Ses mains étaient si merveilleuses sur sa peau, malgré le fait qu'elle venait d'être punie, elle se sentait comme un objet merveilleusement chéri, soigné et choyé. Diane a fait une sieste avant le dîner, complètement épuisée, même si elle avait dormi plus que tout autre jour.

Andy avait commandé de la nourriture chinoise et pendant qu'ils mangeaient, ils regardaient un film, qui était ponctué par Andy jouant occasionnellement avec ses seins. Bien qu'elle ait mal partout, Diane ne pouvait s'empêcher de ressentir des frémissements d'excitation au toucher doux. De son plein gré à mi-chemin du film, elle est descendue et a fait une pipe à Andy, réussissant pour la première fois à faire entrer toute sa bite dans sa bouche et dans sa gorge par elle-même. Elle se délectait du sentiment de triomphe alors qu'elle l'avalait tout entier, encore et encore. Ses doigts étaient écartés dans ses cheveux mais totalement pour son plaisir plutôt que de les utiliser pour l'aider à descendre sur sa bite. Le reste du film après la fin de la pipe, elle le passa entre ses jambes, sa tête reposant sur sa jambe, tandis que ses mains parcouraient ses cheveux, jouant avec les boucles brunes.

Cette nuit-là, Andy l'a travaillée avec sa langue, doucement. Sucer ses mamelons, les effleurer avec sa langue, et les mordiller doucement - juste assez pour que son corps se cambre dans une légère douleur, mais la douleur était aussi agréable que le reste. Puis sa bouche descendit vers sa chatte… il ne toucha aucune partie d'elle à moins que ce ne soit avec sa langue, lavant doucement les douleurs dans son corps. Malgré le léger inconfort de sa part, elle ne put s'empêcher de répondre avec plaisir. Sa langue était merveilleusement prévenante, apaisante alors qu'elle tremblait et soupirait.

Du jus humide coulait le long de sa fente et de sa fente et Andy aspira un de ses doigts dans sa bouche avant de le faire courir autour du bord de son trou du cul. Elle souleva légèrement ses hanches, appréciant la sensation de son doigt contre ses nerfs sensibles, sa langue glissant humide de haut en bas sur sa fente, faisant attention à ses lèvres meurtries. Puis son doigt s'enfonça, remplissant son cul. C'était douloureux, mais pas aussi douloureux que sa chatte, et c'était merveilleux de l'avoir en elle. Les soins qu'il prodiguait à son corps maltraité étaient une excitation en soi.

Alors que son doigt pompait d'avant en arrière à l'intérieur de son trou le plus serré, sa langue caressant soigneusement ses plis attendris, Diane souleva ses hanches et donna une voix passionnée à un orgasme doux et épanouissant. De douces vagues de plaisir se répandirent en elle, comme des ondulations dans un étang, la laissant satisfaite de corps et de cœur.

Il l'embrassa ensuite, ignorant son expression désagréable au goût de sa chatte sur ses lèvres. C'était sucré-salé, mais pas quelque chose qu'elle se souciait de goûter, mais elle voulait embrasser Andy en retour. Ils s'endormirent, son corps léger enroulé dans ses bras.

Le dimanche était un jour de décadence. Il l'a gâtée outrageusement - en lui demandant quels étaient ses plats préférés et en les préparant, elle a reçu un massage complet du corps avec des huiles, et ils ont passé du temps à s'éclabousser et à jouer dans le jacuzzi. Pourtant, il n'y avait pas un seul instant où elle avait l'impression qu'il n'était pas en contrôle, malgré le fait que tout était fait pour elle.

Vers le début de l'après-midi, il a commencé sa formation. Elle a appris quatre positions différentes, chacune devant être assumée quand il a donné l'ordre, quoi qu'il arrive.

L'un était le moins révélateur. Elle n'avait qu'à se tenir debout, les pieds écartés et placer ses mains derrière sa tête, poussant ses seins vers l'extérieur.

Deux signifiait écarter largement ses jambes et se pencher pour tenir ses chevilles. La pensée de devoir faire ça dans une de ces jupes courtes qu'elle portait normalement au travail la fit rougir, elles remonteraient certainement presque jusqu'à sa taille dans cette position. Cela la fit aussi grimacer alors que sa chatte endolorie se séparait.

Trois impliquaient de se mettre à genoux, de mettre ses chevilles ensemble avec ses genoux écartés et de s'appuyer sur ses coudes pour que sa chatte soit ouverte et exposée tandis que ses seins saillaient de manière obscène.

Quatre était le pire cependant. Humiliante, elle a dû se mettre à genoux, appuyer son visage contre le sol et tendre les mains vers l'arrière pour écarter son cul et sa chatte avec ses doigts, s'exposant complètement. Si elle portait une jupe, elle devait la soulever, et Andy a laissé entendre que les pantalons n'allaient normalement pas être acceptables, mais si elle les portait, ils devraient partir.

Andy ne lui a pas fait prendre cette position complètement pour l'instant, car il pouvait dire à quel point sa chatte était encore endolori après la punition d'hier. La position la faisait se sentir honteuse, sale et excitée tout à la fois, elle aidait à son propre abaissement. S'exposer de cette manière, même juste à Andy, a fait virer son visage au rouge vif d'embarras. Elle n'avait jamais eu à s'ouvrir aussi complètement à qui que ce soit.

Ça valait le coup parce que ça l'excitait évidemment. Alors qu'il la ramenait chez elle, il a poussé sa tête sur ses genoux et elle l'a soufflé jusqu'à ce qu'il atteigne son apogée dans son parking. Le week-end s'est terminé avec le goût d'Andy dans la bouche.

Chapitre 7

Lundi au travail Diane faisait de son mieux pour être productive, et il semblait qu'Andy n'allait pas trop la distraire. Il l'avait fait venir dans son bureau pour qu'il puisse insérer son plug anal, mais à part ça, il restait à l'écart et elle lui en était reconnaissante. Son corps était encore douloureux. La plupart de ses distractions venaient de Juan qui n'arrêtait pas de lui sourire narquoisement... c'était difficile de garder son esprit sur le travail avec lui au bureau, son visage était rouge vif de se souvenir de vendredi quand elle avait sucé la bite d'Andy devant lui. C'était assez évident qu'il s'en souvenait aussi.

"Je pense que Juan a fait juste un peu plus de travail que toi," lui souriant, "Je pense que ça mérite une récompense pour un tel effort, n'est-ce pas Diane?"

Hébété, elle hocha la tête en guise d'acquiescement. Elle n'avait aucun moyen de savoir si Juan avait réellement accompli plus de travail qu'elle, mais elle n'allait pas non plus contester l'évaluation d'Andy. Sa voix devint dure et exigeante, "Position Two Diane."

Le visage rouge, elle se pencha et attrapa ses chevilles, le cul en l'air. Les hommes se sont tous les deux déplacés derrière elle pour voir la vue délicieuse de ses fesses exposées. Les mains de quelqu'un, qu'elle ne savait pas, coururent sur son cul puis lui firent baisser sa culotte, juste assez pour exposer l'extrémité du plug dans son cul et sa chatte humide. Les deux hommes ont fait des commentaires admiratifs sur son cul crémeux, les rayures roses qui mettaient en valeur sa peau ivoire entre les deux et l'humidité de sa chatte. Leurs commentaires la gênaient encore plus, elle pouvait sentir leurs yeux la regarder, surtout ceux de Juan. Ce qui était pire, ça l'excitait, malgré le fait que sa chatte était encore douloureuse, elle devenait humide. Ce qu'ils remarquèrent tous les deux, bien sûr.

Elle est restée en position, tête baissée, pendant que les hommes se disaient au revoir. Après le départ de Juan, Andy est revenu vers elle.

"Bonne fille," sa main caressa ses cheveux alors qu'ils couvraient son visage brûlant. Se penchant sur les coups qu'Andy lui donnait, elle soupira et se détendit. Il posa un doigt sous son menton et la ramena debout. « Tu reviendras à la maison avec moi ce soir. Elle acquiesça.

La nuit ne s'est pas déroulée comme elle l'avait prévu. Au lieu de quoi que ce soit de sexuel, ils se sont contentés de parler, de rire et d'apprécier la compagnie de l'autre – bien qu'ils aient dîné complètement nus. Diane s'est rendu compte qu'elle tombait amoureuse de cet homme, pas seulement de sa bite et de sa déviance sexuelle qui la comblait complètement, mais elle adorait découvrir les choses qu'ils avaient en commun, les éclairs d'espièglerie qu'elle avait parfois le privilège de voir.

******

Mardi, Diane est arrivée au travail et est allée immédiatement dans le bureau d'Andy pour lui faire mettre son plug anal. Au lieu de cela, il l'a déshabillée, ses mains caressant ses seins et ses fesses qui étaient complètement guéris, mais elle n'a pas pu cacher sa grimace quand il lui a caressé la chatte. . Les lèvres tendres étaient encore meurtries par son passage sur le cheval de bois.

"C'est bon," murmura-t-il en l'embrassant doucement, continuant à caresser tendrement entre ses plis avec un doigt. Diane lui faisait confiance, et elle se détendit dans sa douce manipulation de son sexe, sa chatte se mouillant alors qu'il faisait glisser son doigt d'avant en arrière, son bras fort enroulé autour d'elle.

« Penche-toi sur la table », lui dit-il en la relâchant. Maintenant impatiente, et aussi un peu effrayée car elle savait qu'elle avait encore mal, Diane alla se pencher sur la table à côté de son bureau, plaçant ses hanches sur le rembourrage qu'il avait mis dessus pour maintenir ses hanches du bord de la table. bois.

Quand elle sentit son doigt pousser dans son cul, glissant de lubrifiant, elle gémit et recula. Il faisait toujours cela avant de brancher la prise, et cela ne manquait jamais de l'allumer maintenant. Cette fois, au lieu de retirer son doigt, il a continué à le pousser dans et hors de son cul, la faisant se tortiller et se mordre la lèvre avec plaisir pour l'avoir en elle et bouger à nouveau. Son trou serré se referma sur son doigt, ses joues rebondissant l'une contre l'autre tandis que ses muscles intérieurs bougeaient.

Une main s'abattit sur elle, dure mais pas brutale, et elle sursauta et gémit à nouveau. De douces caresses apaisèrent la douleur avant qu'il ne gifle l'autre côté, son doigt pompant toujours à l'intérieur d'elle alors qu'il commençait à lui donner une fessée. Cette fessée était évidemment pour le plaisir, pas pour la punition, car il réchauffait les joues d'ivoire de son cul. Secouant ses hanches de haut en bas sur le bureau, elle souleva son cul pour rencontrer ses gifles et la poussée de son doigt, son corps commençant à devenir chaud avec le besoin.

Puis la fessée s'est arrêtée et un deuxième doigt s'est enfoncé dans son cul. Diane ronronnait pratiquement, ses fesses se déplaçant d'un côté à l'autre et se serrant alors qu'il lui touchait le cul. Sa chatte fuyait de grandes quantités de liquide sous ses doigts piqueurs. Elle agrippa les côtés du bureau lorsque ses doigts se retirèrent, ses fesses flottant en l'air comme un drapeau rouge devant un taureau.

Quand elle sentit la tête épaisse de sa queue se presser contre son anneau serré, elle cambra le dos et haleta d'anticipation. La douleur aiguë de sa pénétration a cédé la place au glissement douloureux et glissant de sa queue dans son cul. Cette fois, il était beaucoup moins doux que lorsqu'il l'avait déflorée, comme si être dans son corps lui avait manqué alors que cela ne faisait qu'un jour qu'il n'avait pas joui en elle. Les poussées étaient plus rapides, plus rugueuses, plus passionnées alors que ses mains agrippaient ses hanches, la ramenant contre lui.

Des cris passionnés de ravissement sont sortis de la gorge de Diane alors que son cul était ouvert, la sensation de la viande épaisse d'Andy voyageant dans ses intestins d'autant plus nette quand elle était au bureau au travail. Ses doigts s'enfoncèrent dans le bois de la table alors qu'elle se tendait, son cul s'ajustant à l'intrusion grossière. Elle se glorifiait des sensations, de l'inconfort et des piqûres aiguës au plus profond d'elle. Repoussant, son cul se contracta autour de lui, et ils gémirent tous les deux, le resserrement de son trou intensifiant le plaisir pour eux deux.

"Parle-moi," ordonna-t-il d'une voix rauque, tirant ses hanches contre lui, ses fesses claquant contre son corps alors qu'il lui fendait les joues. "Dites-moi combien vous l'aimez."

"Oh Andy... oh Monsieur," cria-t-elle. Normalement, elle n'était pas très bavarde pendant les rapports sexuels, mais son ordre l'a libérée. Peu importe si ce qu'elle disait semblait stupide, il lui avait dit de le lui dire. « Ta bite est si épaisse… si dure dans mon cul. Ça fait mal, ça brûle si bien… Je peux te sentir si profondément en moi. J'aime que tu sois dans mon cul, que tu sois le seul homme que j'ai eu dans mon cul. Vous le possédez, vous possédez mon cul monsieur.

"FUCK Diane," il grogna son nom, ses doigts s'enfonçant dans ses hanches alors que sa bite gonflait à l'intérieur d'elle. Diane se tordait et criait alors que sa tige dure en acier la pénétrait si fort qu'elle pouvait le sentir dans sa chatte. Un feu brûlant a flambé dans ses régions inférieures, son cul convulsant, sa chatte vide se resserrant alors que la chaleur se propageait à travers elle. C'était comme si elle avait un orgasme, le plaisir épanouissant la traversant même s'il ne touchait pas sa chatte. La sensation était si confuse, si merveilleuse, que Diane en fut complètement bouleversée. Elle s'est cambrée et a résisté devant Andy, le ravissement surprenant la traversant alors que son jus se déversait dans son dos, inondant son cul de son sperme.

Elle s'est effondrée sur des jambes tremblantes devant lui, son poids reposant entièrement sur la table alors qu'il lui caressait le dos, sa bite se ramollissant lentement en elle.

Chuckling Andy a observé: "Eh bien, c'était plutôt inattendu."

"Ca c'était quoi?" gémit Diane, son corps frissonnant alors que ses doigts parcouraient son dos et le haut de ses fesses.

"Un orgasme anal," lui dit-il. Elle haleta alors qu'il se penchait vers elle, sa queue à moitié dure pressant alors qu'il embrassait ses épaules.

"C'était incroyable", a-t-elle déclaré.

Après qu'Andy se soit retiré de son cul, il a inséré le plug anal et Diane a retenu son sperme dans son cul pour le reste de la journée.

*****

Des jours puis des semaines passèrent pendant qu'ils travaillaient ensemble. Andy la surprenait constamment. Un jour, il l'a fait venir dans son bureau juste avant le déjeuner, l'a déshabillée et l'a mise sur son bureau avec ses jambes écartées, la chatte au bord du bureau, ses mains sur l'autre bord du bureau alors qu'elle se penchait en arrière, se rendant complètement ouverte et vulnérable à lui. Puis il s'est assis sur sa chaise et a enfoui son visage dans sa chatte, la mangeant pour le déjeuner. Les jours où elle avait un travail léger, il l'avait sous son bureau, le suçant une fois son travail terminé. Il a continué à l'exposer à Juan à sa guise, et elle a commencé à en profiter. Andy n'a jamais laissé Juan la toucher, mais il semblait aimer la montrer et donner un peep show à l'autre homme, et Diane se sentait sexy alors qu'Andy la montrait et que les hommes admiraient ses charmes.

La plupart des nuits, ils allaient chez Andy. À quelques reprises, il est revenu dans son appartement avec elle, une expérience complètement éprouvante pour les nerfs. Lorsqu'il lui a fait de la place dans son placard et a déplacé une commode dans la chambre pour son usage, Diane a senti son cœur se dilater de sentiment. Bien qu'il n'ait pas beaucoup exprimé ses sentiments, ses actions montraient beaucoup de considération pour elle et elle pouvait dire qu'il était aussi attaché à elle qu'elle l'était à lui. Fidèle à sa parole, aucune autre femme ne venait le voir à moins que ce ne soit strictement professionnel.

Quand elle était mauvaise, il la punissait. Et parfois, elle se retrouvait mauvaise ou ne finissait pas tout son travail exprès. Jamais rien d'important. Juste assez pour se faire remarquer et exiger de la discipline.

Chapitre 8

Après plusieurs mois, Diane a eu l'impression que tout dans sa vie se mettait enfin en place, elle se sentait plus heureuse qu'elle ne l'avait été depuis longtemps et vraiment contente d'elle-même et de sa vie. Andy n'était pas ce qu'elle pensait avoir voulu chez un homme, mais peut-être qu'il était ce dont elle avait vraiment besoin. En le regardant de l'autre côté de la table du dîner, un repas qu'il avait préparé pour elle, elle avait l'impression qu'elle pourrait vivre comme ça pour toujours, le manque de contrôle réel dans sa vie était presque réconfortant.

Le dîner se termina et il la conduisit au sous-sol. Là, il lui a menotté les poignets et les a attachés à un crochet suspendu au plafond, un petit bâillon de pénis a été placé dans sa bouche, puis il a menotté ses chevilles à une barre d'écartement. Complètement ouverte et vulnérable, Diane le regardait avec une totale confiance dans ses yeux. Elle ne se demanda même pas si elle était sur le point d'être punie ou non, si elle l'était, il y aurait une raison à cela. Mais Andy lui sourit quand tout fut en place.

"Bonne fille." Le sentiment d'accomplissement qui traversait Diane était comme une bouffée de plaisir, elle se sentait fière de ne pas avoir résisté ou remis en question une seule chose qu'il lui avait faite. Andy a pris une paire de pinces à tétons et les a fixées sur ses mamelons déjà durs, les serrant suffisamment pour la faire haleter derrière le bâillon. La douleur a tiré directement sur sa chatte et elle a gémi de contentement.

Andy a retiré son fouet en caoutchouc léger préféré du mur et a commencé à gifler lentement tout son corps, fermement mais pas durement. Les extrémités du fouet s'enroulèrent autour d'elle comme de vives caresses, sa peau commençant à virer au rose pâle - surtout sur ses seins et ses fesses - mais sans causer de réelle douleur. Devenant plus localisés, les coups ont commencé à se concentrer sur son cul, ses seins, puis sa chatte, et elle a bougé ses hanches au rythme des gifles.

Haletant pour respirer, elle réalisa qu'elle dégoulinait lorsque les extrémités en caoutchouc claquaient dans sa chatte, la barre d'écartement permettait aux mèches de frapper le long de ses lèvres extérieures et intérieures, appuyant parfois contre son clitoris. L'impact et les sons augmentèrent alors qu'Andy continuait, il se déplaçait complètement derrière elle, permettant aux extrémités du fouet de s'enrouler autour de ses seins, frappant carrément les pinces à tétons, et ses tétons lui faisaient mal de désir. Des jus humides pulvérisaient ses seins, le nectar de sa chatte recouvrait la longueur des brins de fouet et était transféré sur le haut de son corps. L'odeur capiteuse et musquée emplit ses narines et l'excita encore plus.

Plus de gifles entre ses jambes atterrirent, les extrémités traînant directement sur son clitoris, et elle sauta et se tordit avec son besoin d'orgasme. Il semblait qu'elle allait bientôt atteindre son apogée, rien qu'à cause de l'impact du fouet. Juste au bord du non-retour, Andy a cessé de la fouetter... elle s'est accrochée au bord d'une falaise, tendue par l'anticipation et le désespoir face au manque de pression.

Soudain, Andy a utilisé une cravache sur elle par derrière, trois coups durs entre ses jambes, frappant directement ses lèvres internes et son clitoris. La douleur a explosé dans sa chatte alors que son orgasme s'est écrasé en elle comme un accident de train, la douleur amplifiant le plaisir et elle a vibré comme une corde de harpe alors qu'elle jouissait glorieusement.

Finalement, lentement, l'énergie s'est épuisée d'elle et elle est descendue de la douleur intense et sourde qui pulsait dans sa chatte et ses seins alors que ses endorphines s'écoulaient. Puis elle sentit Andy se positionner derrière elle et elle gémit d'inconfort alors que sa longue bite épaisse commençait à pousser avec insistance entre les lèvres de sa chatte, étirant sa chatte brutalisée. Laissant sa tête retomber sur son épaule, elle haleta alors que son corps s'ajustait à l'intrus, les coups que sa chatte avait pris rendaient sa bite encore plus grosse alors qu'il poussait à travers ses plis douloureux. Regardant vers le bas, elle pouvait voir ses grandes mains noires remonter son ventre pour caresser ses seins rouges, les serrant doucement - même ainsi, de petites pointes de douleur aiguë l'aiguilletaient à son contact, et ses mamelons étaient si engorgés et douloureux qu'elle était presque peur qu'ils éclatent sous la pression des pinces à tétons.

Se déplaçant puissamment, Andy a commencé à la baiser par derrière, utilisant ses seins douloureux comme levier alors qu'il pompait sa viande épaisse dans et hors de sa chatte maltraitée. Elle haletait, gémissait et gémissait derrière le bâillon, incapable même de rendre la position plus facile sur son corps ; il se déplaçait rapidement et avec force, faisant rebondir son corps à chaque poussée puissante. C'était une scène incroyable de luxure et de douleur, alors qu'il déplaçait une main vers sa chatte, pinçant et tordant son clitoris déjà abusé, tandis que son autre main commençait à tirer en rythme sur la chaîne reliant ses pinces à tétons. Des larmes se sont accumulées dans les doux yeux bruns de Diane alors que la douleur et le plaisir se mêlaient jusqu'à ce qu'elle ne sache plus où l'un finissait et où l'autre commençait. Andy la forçait vers un deuxième orgasme, plus douloureux.

Quand il sentit ses testicules commencer à se resserrer avant son propre orgasme, il poussa durement en elle une dernière fois, pinçant son clitoris presque cruellement entre ses doigts et tirant violemment les pinces à tétons de sa poitrine. La douleur traversa ses seins alors que le sang revenait à ses mamelons torturés, et sa chatte commençait à avoir des spasmes de soulagement orgasmique, secouant tout son corps alors qu'elle jouissait ; ses cris tordus et étouffés ont complètement dérangé Andy, et il a vidé toute sa charge dans sa chatte palpitante.

Ils sont restés ici, les bras d'Andy enroulés autour d'elle alors que Diane pendait tremblant dans les liens, sa chatte tremblant avec les reculs de son ravissement. Ses doigts libérèrent son clitoris et le massèrent doucement, tirant un dernier soupir d'orgasme de sa chair tendre. Alors qu'elle se détendait contre lui, Andy la lâcha et se pencha pour défaire ses chevilles.

Sans le corps d'Andy pour la soutenir, Diane s'affaissa dans ses liens alors qu'il relâchait ses chevilles, puis sa bouche et ses poignets; elle tomba dans ses bras, complètement épuisée et vidée de toute énergie. Doucement, il la posa sur ses genoux, tenant le haut de son corps pour qu'elle se retrouve face à face avec sa bite, couverte de leurs jus combinés. Fatiguée mais déterminée, elle commença à lécher sa bite et ses couilles, le nettoyant avec sa bouche. C'était lent et cela prit un certain temps mais il était patient avec la fille fatiguée alors qu'elle terminait sa tâche sans aucune incitation réelle de sa part. Dès qu'il fut propre, il la laissa s'affaisser.

Affalée, Diane était complètement épuisée, à peine consciente de son environnement, la majeure partie de son attention était portée sur ses pauvres organes sexuels, rouges et brûlants d'une douleur sourde et lancinante qui la maintenait néanmoins éveillée malgré son état épuisé. Elle ferma les yeux, satisfaite de tout ce qui venait de se passer, et se demanda si elle serait à nouveau vraiment satisfaite du sexe "normal". Les pas d'Andy s'approchèrent à nouveau d'elle et elle se força à ouvrir les yeux et à se redresser un peu, pour pouvoir le regarder.

Son visage sombre la regarda, satisfait et pourtant d'une certaine manière pressentiment, "Position Trois." Lentement, luttant pour faire obéir son corps, elle joignit ses chevilles, écarta ses genoux et s'appuya prudemment sur ses bras. En ce moment, la position lui présentait ses seins rouges et sa chatte qui coulait, lui donnant la meilleure vue possible de l'achèvement de leur récente rencontre. Clignant vaguement des yeux vers lui, elle se rendit compte qu'il souriait, très content maintenant, et qu'il avait une boîte dans les mains. Il ouvrit la boîte et en sortit une chaîne délicate en argent brillant avec un cœur suspendu au centre de celle-ci, son nom gravé en lettres défilantes.

"Savez-vous ce que c'est Diane?" Sa voix semblait presque hésitante, incertaine pour la première fois.

Diane ne s'était jamais sentie plus sûre de sa vie, "Oui Maître."

www.ingramcontent.com/pod-product-compliance
Lightning Source LLC
LaVergne TN
LVHW010558160826
845677LV00013B/3174

* 9 7 9 8 3 5 1 6 5 2 5 6 6 *